GOLDMANN RATGEBER

Buch

Das vorliegende Buch klärt ausführlich über die medizinischen Grundlagen der funktionell bedingten Rückenschmerzen auf. Schritt für Schritt tastet sich der Autor, der über jahrzehntelange Yoga-Erfahrung verfügt und international einer der bekanntesten Yoga-Lehrer ist, die Wirbelsäule entlang und beantwortet die wichtigsten Fragen:
Welche Funktionen haben die einzelnen Wirbelsäulenabschnitte und die Bandscheiben? Welches sind die häufigsten Ursachen von Rückenschmerzen? Was ist bei den Übungen grundsätzlich zu beachten?
Die im Anschluß an diese theoretischen Voraussetzungen beschriebenen Yogaübungen gegen Rückenschmerzen umfassen Atemtechniken und Entspannungsübungen sowie einfache Körperübungen zur Vorbeugung von Rückenschmerzen und Schädigungen der Wirbelsäule. Alle Übungen sind ausgiebig beschrieben und durch Abbildungen illustriert, so daß sie auch der »Yoga-Anfänger« selbständig ausführen kann.

Autor

Paramhans Swami Maheshwarananda stammt aus Rajasthan in Nordindien. Bereits mit dreizehn Jahren begann er, sich bei seinem Meister Paramhans Swami Madhavanandji mit Yoga und der Vedanta-Philosophie zu beschäftigen. Im Alter von siebzehn Jahren erhielt er die Swami-Weihe. 1972 wurde er von seinem Meister nach Europa gesandt, um Yoga als Lebenshilfe anzubieten.
Er gründete in Wien die Österreichisch-Indische Yoga-Vedanta-Gesellschaft, deren Ziele die Verbreitung von Yoga und ein verstärkter kultureller Austausch zwischen Ost und West sind.

Im Goldmann Taschenbuch Verlag liegt von demselben Autor außerdem vor: Yoga und das tägliche Leben. (10445)

PARAMHANS SWAMI
MAHESHWARANANDA

YOGA

GEGEN RÜCKENSCHMERZEN

GOLDMANN VERLAG

Originalausgabe
Überarbeitung: Dr. Vera Dolezal und Harriet Bucher
Zeichnungen: Alena Kaftanova

Der Goldmann Verlag
ist ein Unternehmen der Verlagsgruppe Bertelsmann
Made in Germany · 10/89 · 1. Auflage

Satz: Uhl + Massopust, Aalen
Druck: Pressedruck, Augsburg
Umschlaggestaltung: Design Team, München
Umschlagfoto: Georg Tiller, Wien
Verlagsnummer: 10476
Lektorat: Johannes Jacob
Redaktion: Micheline Rampe
Herstellung: Heidrun Nawrot
ISBN: 3-442-10476-9

Inhalt

TEIL B:
ÜBUNGEN

TEIL C:

ANHANG

Dieses Buch ist meinem verehrten
Satguru Paramhans Swami
Madhavanandji und Mahaprabhuji
gewidmet.
Ebenso all denen, die sich selbst
und anderen durch Yoga helfen.

Paramhans Swami Maheshwarananda

Vorwort

Paramhans Swami Maheshwarananda hat dieses Buch den Menschen gewidmet, die unter Rückenschmerzen leiden. Hier sind die häufigsten Ursachen erklärt, doch im einzelnen Fall sollte bei allen Beschwerden stets ein Arzt konsultiert werden.

Außerdem wird ein Überblick über die Anatomie und Physiologie des Wirbelsäulenbereiches gegeben. Der Übende soll dadurch ein besseres Verständnis für die schmerzauslösenden Faktoren bekommen und diese, so weit es möglich ist, selbst korrigieren können.

Der Übungsteil wurde so beschrieben und bildlich dargestellt, daß die Übungen von jedem Laien leicht nachvollzogen werden können. Sind die Rückenschmerzen »nur« durch schlechte Haltungs- und falsche Bewegungsgewohnheiten hervorgerufen und hat der Arzt eine pathologische Ursache ausgeschlossen, so wird dieses Buch eine wertvolle »Hilfe zur Selbsthilfe« sein. Gibt es eine pathologische Ursache für die Beschwerden, sollten die Übungen vom Arzt oder Therapeuten individuell ausgewählt und angepaßt werden.

Werden die Übungen nach entsprechender Anleitung sorgfältig und regelmäßig durchgeführt, wird sich der Erfolg bald einstellen.

Im Anschluß an den allgemeinen Übungsteil finden Sie Übungen, die speziell auf einen Wirbelsäulenabschnitt wirken, sowie gegen Morbus Bechterew. In einer abschließenden Tabelle sind alle Übungen dieses Buches übersichtlich der Reihenfolge nach abgebildet, so daß dem Übenden eine systematische Durchführung des Programms erleichtert wird. Die in diesem Buch beschriebenen Körper-, Atem- und Entspannungsübungen sind Yoga-Übungen.

Was ist eigentlich YOGA?

Yoga ist eine aus Indien stammende, seit Jahrtausenden praktizierte Methode zur Entwicklung von Körper, Geist und Bewußtsein.

Das System der Körper-, Atem- und Entspannungsübungen hilft uns, den Körper gesund zu erhalten und die Widerstandsfähigkeit gegen

Krankheiten und schädliche Umwelteinflüsse zu steigern. Durch Meditation werden wir fähig, unsere verborgenen Tiefen zu ergründen und so Harmonie, Frieden und Glück zu finden.

Yoga-Übungen haben einen ausgeprägten psychosomatischen Effekt und üben eine integrierende Wirkung auf alle Ebenen der menschlichen Persönlichkeit aus.

Yoga betrachtet den Menschen als Ganzheit und den Körper als Sitz des Geistes – denn »nur in einem gesunden Körper wohnt ein gesunder Geist«.

Yoga kann von jedem Menschen, gleich ob jung oder alt, ausgeübt werden. Yoga ist an keine bestimmte Religion gebunden und hat nichts mit Okkultismus und Sekten zu tun. Er ist vielmehr ein aus uralter Überlieferung stammendes, umfassendes wissenschaftliches System.

Einleitung

Weshalb gerade Yoga gegen Rückenschmerzen?

Yoga gibt es schon über 2000 Jahre, und es hat – wie heute auch die moderne westliche Medizin – stets bei allen Übungen die Einheit von Körper und Seele beachtet. Kein anderes Bewegungssystem integriert die Psyche so stark in die Körperübungen wie Yoga. Das ist bei Rückenschmerzen ein wichtiger Faktor, da manche Menschen auf psychische Belastung sehr stark mit Muskelverspannungen (besonders im Bereich des Nackens und der Lendenwirbelsäule) reagieren. Mit der Verbesserung der körperlichen Funktionen verbessern sich durch die Yogaübungen auch die psychischen Komponenten, wie Konzentration, Bewußtsein, Wachheit und innere Sensibilität, erheblich.

Typisch für alle Yogaübungen ist die Einbeziehung der Wirbelsäule in ihrer statischen und dynamischen Funktion. Daher sprechen diese Übungen besonders die funktionelle Problematik der Rückenschmerzen an.

Im Unterschied zu sportlichen Übungen und Gymnastik werden Yogaübungen stets langsam durchgeführt. Nur durch langsames, bewußtes Bewegen können Bewegungsfehler ins Bewußtsein gelangen und entsprechend korrigiert werden. Bei raschen Bewegungen werden die gewohnheitsmäßigen Fehlbewegungen wiederholt, wodurch sich die Muskeldysbalance verstärkt.

Im Yoga wird der funktionelle Zusammenhang aller Wirbelsäulenabschnitte beachtet, weil die Übungen meist die gesamte Wirbelsäule integrieren. Das ist deshalb von großer Bedeutung, weil eine Fehlfunktion in einem Bereich die ganze Wirbelsäule beeinflußt. So wäre es ein großer Fehler, bei Nackenschmerzen ausschließlich Übungen für die Halswirbelsäule zu machen.

Yogaübungen werden stets mit der Atmung koordiniert, da im Yoga die intensive Wirkung der Atmung auf körperliche und psychische Entspannung beachtet wird.

Die Fähigkeit, sich zu entspannen, ist die Voraussetzung für die Beseitigung schmerzhafter Verspannungen. Diese Fähigkeit beherrschen aber nicht viele Menschen. Entspannung ist schwieriger zu erlernen als man denkt. Yoga bietet eine große Hilfe für das Erlernen einer bewußten psychischen und physischen Entspannung.

So stellt Yoga ein wunderbar durchdachtes Übungssystem dar, das durch persönliche Erfahrungen und Übungen alter Yogameister entstanden ist und das sich in unsere moderne Medizin problemlos einfügen läßt.

Paramhans Swami Maheshwarananda hat in zahlreichen Krankenhäusern und Rehabilitationszentren mit Ärzten zusammengearbeitet und durch seine Übungsreihe »Yoga im täglichen Leben« eine wunderschöne Synthese westlicher Medizin und östlicher Weisheiten geschaffen.

Das Buch ist nicht für die Behandlung spezieller Krankheiten als Selbsthilfe gedacht, sondern als *Vorbeugung gegen Rückenschmerzen, sowie zur Beseitigung funktionell bedingter Rückenbeschwerden.* Dabei handelt es sich um Schmerzen, die zum Beispiel durch Fehlbewegungen und Fehlhaltungen entstehen, von denen beinahe jeder Mensch in kleinerem oder größerem Ausmaß betroffen ist. Stets soll dem Arzt die Entscheidung obliegen, ob die Schmerzen »nur« durch eine funktionell bedingte Dysbalance der Muskelarbeit ausgelöst wurden und durch selbständiges Üben beseitigt werden können, oder ob die Rückenschmerzen ärztlicher und therapeutischer Behandlung bedürfen.

Dieses Buch bietet sicherlich auch Ärzten und Physikotherapeuten ein reichhaltiges Angebot an hilfreichen Übungen, die sie entsprechend der Problematik des Patienten auswählen und anpassen können.

TEIL A

MEDIZINISCHE GRUNDLAGEN

Häufige Ursachen von Rückenschmerzen

Es gibt nur sehr wenige Menschen, die noch nie unter Beschwerden im Bereich der Wirbelsäule gelitten haben. Rückenschmerzen werden oft lange Zeit verdrängt – sie werden als unangenehm oder auch als schmerzhaft empfunden, oft aber nicht weiter beachtet, obwohl sie die Leistungsfähigkeit erheblich herabsetzen können. Laut Statistik haben rund 60 % der Erwachsenen einmal in ihrem Leben Rückenschmerzen, die zu einer längeren Arbeitsunfähigkeit führen.

Die Altergruppe der 30 bis 40jährigen ist davon am häufigsten betroffen.

Weshalb kommt es so häufig, nicht nur bei älteren, sondern auch bei jungen Menschen, zu Rückenschmerzen?

Hauptursache für Rückenschmerzen sind funktionelle Fehlhaltungen der Wirbelsäule, die zu einer Muskeldysbalance führen: Der überbeanspruchte Teil der Muskulatur verspannt und verkürzt sich, während die zu wenig beanspruchten Muskeln schlaff und schwach werden. Es kommt dadurch zu einer Störung des natürlichen, harmonischen Muskelgleichgewichts sowie zu mehr oder weniger starken Schmerzen.

Funktionell bedingte Rückenschmerzen entstehen besonders bei schlechten Haltungs- und Bewegungsgewohnheiten, schlechter Schlafstellung, schlechter Arbeitshaltung, unökonomischem Heben und Tragen, bei einseitiger Belastung im Sport und bei psychischer Belastung.

Durch gezielte Yogaübungen, die regelmäßig und gemäß den Anweisungen durchgeführt werden, kann die Muskeldysbalance verhindert oder beseitigt und ein kräftiges Muskelkorsett im Bereich der Wirbelsäule gebildet werden, um Rückenschmerzen und Spätfolgen (Bandscheibenschäden) vorzubeugen.

Schlechte Haltungs- und Bewegungsgewohnheiten

Um beurteilen zu können, wann eine Haltung oder Bewegung schlecht oder falsch ist, muß zuerst geklärt werden, was eine gute und richtige Haltung ist.

Eine gute und richtige Haltung und Bewegung ist ökonomisch. Das erkennt man daran, daß sie natürlich, harmonisch und schön wirkt und keine Schmerzen bereitet. Ökonomisch bedeutet: mit minimalem Kraftaufwand eine optimale Leistung zu erbringen. Bei einer ökonomischen Haltung sind alle Wirbelsäulenabschnitte in einem Lot eingeordnet (Abb. 1). Nur dann wird bei einer aufrechten Haltung die Wirbelsäule auf ökonomische Weise belastet und die Muskulatur gleichmäßig beansprucht. Jede Abweichung eines Wirbelsäulenabschnittes aus dem Lot bedeutet eine vermehrte Belastung für einzelne Wirbel, Bandscheiben, Muskeln, Bänder und Kapseln. Eine ökonomische Belastung ist der notwendige Erhaltungsreiz für alle Körperstrukturen. Bei sehr langer oder starker Belastung, so wie es bei Fehlhaltungen der Fall ist, kommt es jedoch zur Überbeanspruchung, die eine Muskeldysbalance und Schmerzen zur Folge hat.

Abb. 1

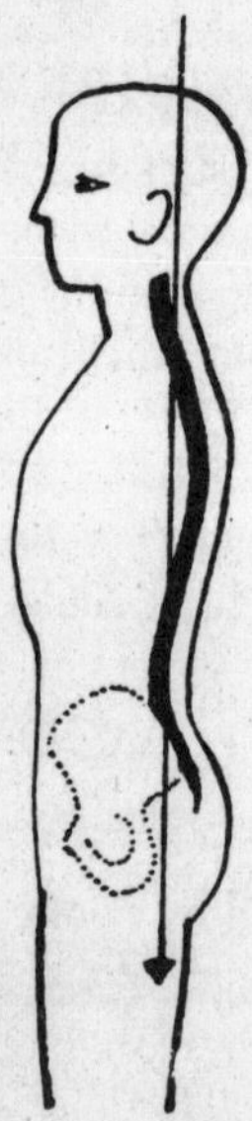

Abb. 2

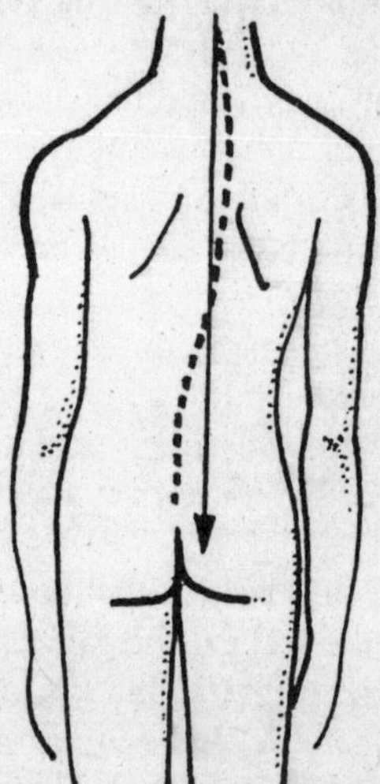

Schlechte Haltungen und die daraus resultierenden Fehlbelastungen der aktiven (Muskulatur) und der passiven (Knochen, Gelenke, Bänder, Kapseln) Strukturen sind schon bei Schulkindern sehr häufig zu finden. Zum Beispiel bedingt das einseitige Tragen der Schultasche oft eine »Schiefhaltung« der Wirbelsäule. Daraus kann sich mit der Zeit eine Skoliose bilden – eine fixierte seitliche Verkrümmung der Wirbelsäule (Abb. 2). Um ihr vorzubeugen, muß die Fehlhaltung beseitigt und die daraus resultierende Muskeldysbalance behoben werden. Dazu eignen sich die Übungen besonders, die die Muskulatur auf der konvexen (gedehnten) Seite der Krümmung kräftigen und auf der konkaven (verkürzten) Seite der Krümmung dehnen.

Weit verbreitete Haltungsfehler sind verstärkte Krümmungen der Wirbelsäule nach vorn oder hinten (Abb. 3, s. S. 18):
- Die Lendenwirbelsäule wird oft in einer verstärkten Lordose[2] gehalten (das Becken ist nach vorne gekippt) – es kommt zum »Hohlkreuz«.
- Ein häufiger Haltungsfehler im Bereich der Brustwirbelsäule ist eine vermehrte Kyphose[1], so daß sich ein »Buckel« bildet.
- Die Halswirbelsäule wird häufig, besonders in ihrem oberen Teil, durch eine nach vorn geschobene Kopfhaltung in verstärkter Lordose[2] gehalten.

Alle diese Fehlhaltungen treten meistens kombiniert auf, weil die Wirbelsäule eine funktionelle Einheit bildet. Bewegt sich ein Wirbelsäulenabschnitt aus der lotrechten Körperlängsachse, so verändert sich auch die Stellung der anderen Wirbelsäulenabschnitte, um den verschobenen Schwerpunkt wieder auszugleichen. Das bedeutet, daß sich eine verstärkte Krümmung in einem Bereich auf die gesamte Wirbelsäule auswirkt. Ebenso muß ein steifer Wirbelsäulenabschnitt durch eine Hypermobilität in den angrenzenden Abschnitten ausgeglichen werden.

Daher wäre es ein Fehler, die funktionelle Problematik der Wirbelsäule auf einen Abschnitt isoliert zu betrachten und Übungen nur für diesen Teil durchzuführen.

---

1 Kyphose = Wirbelsäulenkrümmung nach hinten
2 Lordose = Wirbelsäulenkrümmung nach vorn

Bei den Yogaübungen wird der funktionelle Zusammenhang der Wirbelsäule stets beachtet. Unter den Übungen finden Sie einige, die sich auf die gesamte Wirbelsäule gleichmäßig beziehen, sowie andere, die besonders auf einen Abschnitt der Wirbelsäule einwirken, ohne die Gesamtheit zu vernachlässigen.

Funktionell bedingte Rückenschmerzen treten in bestimmten Bereichen gehäuft auf. So hat beinahe jeder Mensch schon einmal unter »Nackenschmerzen« oder »Kreuzschmerzen« gelitten. Um das zu erklären, muß die funktionelle Problematik der einzelnen Wirbelsäulenabschnitte genauer betrachtet werden.

Abb. 3

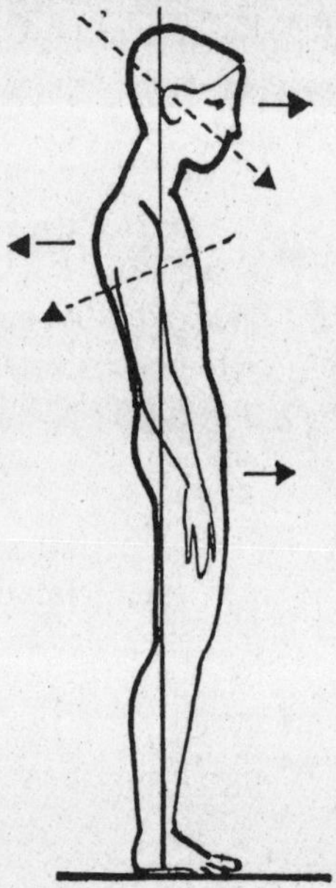

Die Halswirbelsäule

Die Halswirbelsäule trägt das gesamte Gewicht des Kopfes und ist dabei im Vergleich zu anderen Teilen der Wirbelsäule sehr feingliedrig.

Sie ist der beweglichste Abschnitt, und dadurch ist die Gefahr der Abnützung bei schlechten Haltungs- und Bewegungsgewohnheiten relativ groß.

Die empfindlichsten Stellen sind der Übergang des Hinterhauptbeines zum ersten Halswirbel, sowie der Übergang von der Hals- zur Brustwirbelsäule. Diese beiden Bereiche werden bei Fehlhaltungen am meisten belastet.

Die häufigste Fehlhaltung ist eine nach vorn geschobene Kopfhaltung, die zu Verspannungen und Verkürzungen der Nackenmuskulatur sowie zur Überbelastung der Bänder und Bandscheiben führt.

Abb. 4

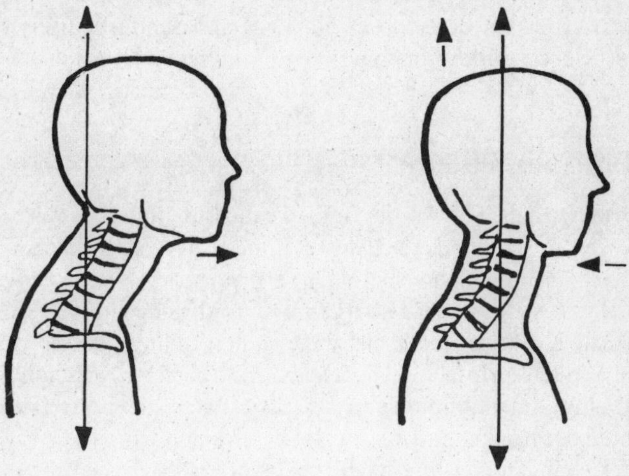

Die Symptome dieser Fehlhaltung sind zum Beispiel: Schwindel, Kopf-, Nacken- und Schulterschmerzen; wenn die Störung im unteren Abschnitt der Halswirbelsäule ist, können die Schmerzen bis in die Arme ausstrahlen.

Auch Migräne kann durch Blockaden in der Halswirbelsäule ausgelöst werden.

Falls die Bänder im oberen Teil der Halswirbelsäule geschwächt sind, ist es gefährlich, den Kopf zu weit nach hinten zu beugen, weil das die Störungen verstärkt.

Daher: Vorsicht beim Zurückbeugen des Kopfes! Ist diese Bewegung schmerzhaft, soll sie nicht durchgeführt werden!

Um die Beschwerden zu beseitigen, muß zusätzlich zu den Übungen, die der Dehnung, Entspannung und Kräftigung der Hals- und Nackenmuskulatur dienen, die Kopfhaltung korrigiert werden.

Das bedeutet, der Kopf soll wieder über der Brustwirbelsäule in einem Lot eingeordnet sein.

Man kann sich vorstellen, daß ein Marionettenfaden den Hinterkopf nach oben zieht und das Kinn sich zum Kehlkopf bewegt. So wird der Nacken gestreckt und die Halswirbelsäule entlastet.

Bei einer ausgeprägten Halslordose ist die Bauchlage nicht empfehlenswert – besser auf dem Rücken liegen oder auf der Seite nur mit einem flachen Kissen schlafen.

Beschwerden im Bereich des Nackens und Schultergürtels werden auch oft durch ständig hochgezogene Schultern verursacht.

Die Brustwirbelsäule

Die Brustwirbelsäule ist der unbeweglichste Teil der Wirbelsäule. Schmerzen in diesem Bereich werden meist durch Fehlhaltungen der Hals- oder der Lendenwirbelsäule verursacht, die sich zwangsläufig auf die Brustwirbelsäule auswirken. Die häufigste Fehlhaltung ist eine vermehrte Kyphose der Brustwirbelsäule, bedingt durch eine verstärkte Lendenlordose und (oder) eine vorverlagerte Kopfhaltung. Bei dieser Fehlhaltung kommt es zu einer Erschlaffung der oberflächlichen Schichten der Rückenmuskulatur im Bereich der Brustwirbelsäule: Die Schultern hängen meistens nach vorn, wodurch sich die Brustmuskeln verkürzen und die Atembewegung beeinträchtigt wird (Abb. 5).
Neben den Yogaübungen, durch die besonders die Rückenmuskulatur gekräftigt und die Brustmuskulatur gedehnt werden sollen, muß die Aufrichtung der Brustwirbelsäule bei allen Haltungen und Bewegungen beachtet werden. Meist ist die Korrektur mit einer richtigen Einordnung des Kopfes in die Körperlängsachse und einer Aufrichtung des Beckens verbunden.

Die Lendenwirbelsäule

Die häufigste Fehlhaltung im Lendenbereich ist das vorgekippte Bekken, das sogenannte »Hohlkreuz« (Abb. 6).

Diese Stellung führt zur Erschlaffung der Bauch- und Gesäßmuskulatur, die für eine aufrechte Beckenstellung verantwortlich sind. Die geschwächte Bauchmuskulatur und die veränderte Beckenstellung haben außerdem einen negativen Einfluß auf die Verdauung.

Bei den Rückenmuskeln im Bereich der Lendenwirbelsäule kommt es zu mehr oder weniger schmerzhaften Verspannungen und Verkürzungen. Ebenso verkürzt sich die Hüftbeuge- sowie die hintere Oberschenkelmuskulatur.

Durch gezielte Yogaübungen sollen besonders die Bauch- und Gesäßmuskeln gekräftigt und die Rückenmuskulatur sowie die hinteren Oberschenkel- und Hüftbeugemuskeln gedehnt werden.

Die verspannte Rückenmuskulatur kann zusätzlich mit Hilfe der Atmung entspannt werden. Das Zwerchfell, als wichtigster Atemmuskel, reicht bis zu den ersten drei Lendenwirbeln. Durch tiefe Atmung in Richtung Lendenwirbelsäule kann die Entspannung in diesem Bereich erheblich unterstützt werden.

Abb. 5

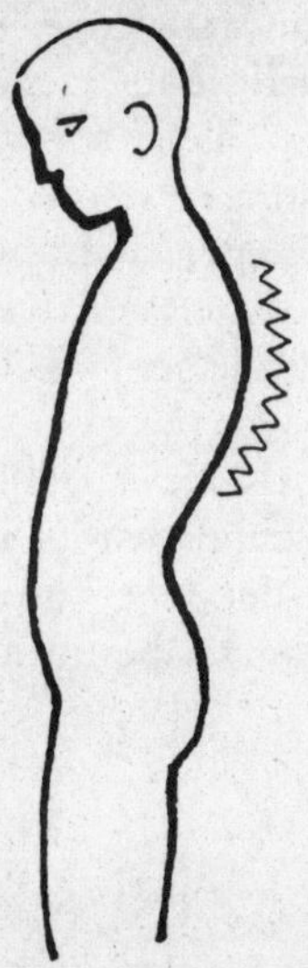

Abb. 6

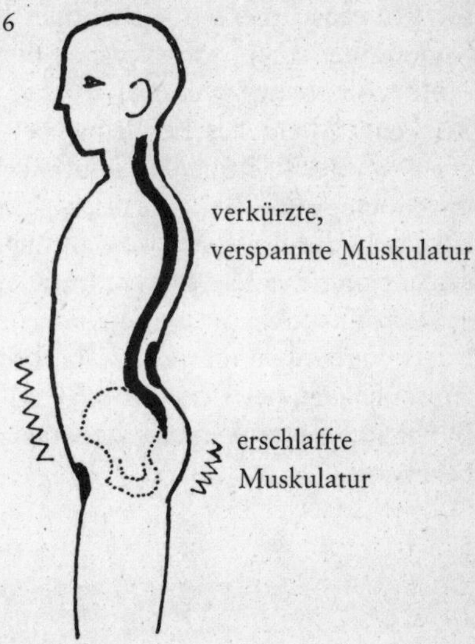

Für eine entspannte Rückenlage ist es bei Kreuzschmerzen hilfreich, die Knie oder die Unterschenkel so zu unterlagern, daß die Lendenwirbelsäule flach auf der Unterlage aufliegt.

Abb. 7

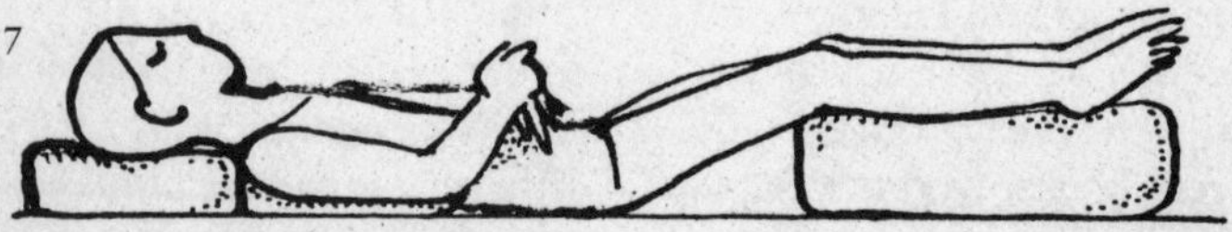

In diesem Zusammenhang soll auch auf das richtige Vor- und Zurückbeugen bei den Yogaübungen aufmerksam gemacht werden:

Übungen, die mit einem Vorbeugen des Oberkörpers verbunden sind, können bei unökonomischer Bewegung zu schmerzhaften Verspannungen im Bereich der Lendenwirbelsäule führen (siehe Ursachen für Rückenschmerzen – Richtiges Heben und Tragen).

Der Oberkörper soll entweder mit gut stabilisierter, gerader Wirbelsäule vorgebeugt werden, so daß die Last nicht von den kurzen Rückenmuskeln der Lendenwirbelsäule getragen werden muß, sondern von der kräftigeren Gesäßmuskulatur; oder die Bewegung wird durch langsame Beugung der gesamten Wirbelsäule – Wirbel für Wirbel – durchgeführt, so daß die Last auf die gesamte Wirbelsäule verteilt und der Lastarm verkürzt wird.

Beim Zurückbeugen muß die Lendenwirbelsäule ebenfalls gut stabilisiert werden, damit sie vor Überlastung geschützt wird. Deshalb wird zum Beispiel bei der »Kobra« (s. S. 134) der Oberkörper aus der Bauchlage nur so weit angehoben, daß der Bauchnabel noch den Boden berührt.

Schlechte Schlafstellungen

Um Rückenschmerzen, die durch Liegen ausgelöst werden, zu verhindern, muß man auf eine entspannte Lagerung achten:

– die Matratze darf nicht zu weich sein;

Abb. 8

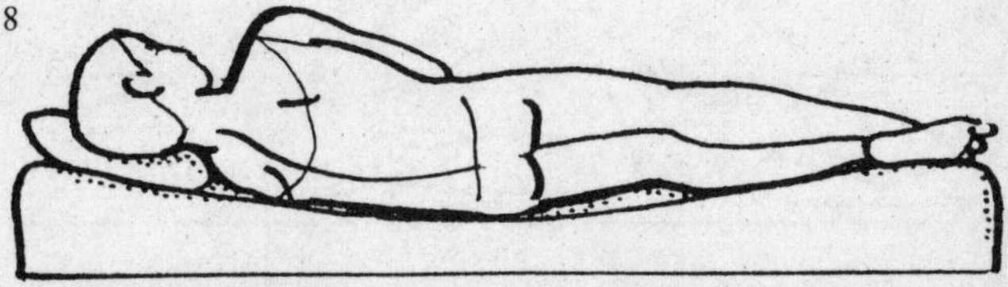

Matratze zu weich

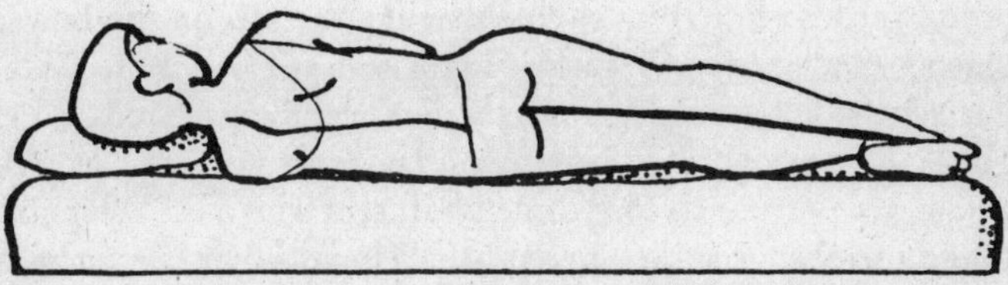

Bei einer härteren Matratze bleibt die Wirbelsäule annähernd gerade.

– das Kopfkissen sollte weder zu hoch noch zu niedrig sein, so daß die Halswirbelsäule in einer funktionellen Stellung bleibt, und nicht nach vorn oder hinten in der Rückenlage, oder seitlich in der Seitenlage gebeugt wird.
– in Rückenlage fördert ein Kissen unter Knien und Unterschenkeln die Entspannung der Wirbelsäule, weil dadurch ein »Hohlkreuz« verhindert wird.
– in Bauchlage kann ein weiches Kissen zur Entlastung der Lendenwirbelsäule und des Schulter-Nackenbereiches verhelfen (Abb. 9).

Abb. 9

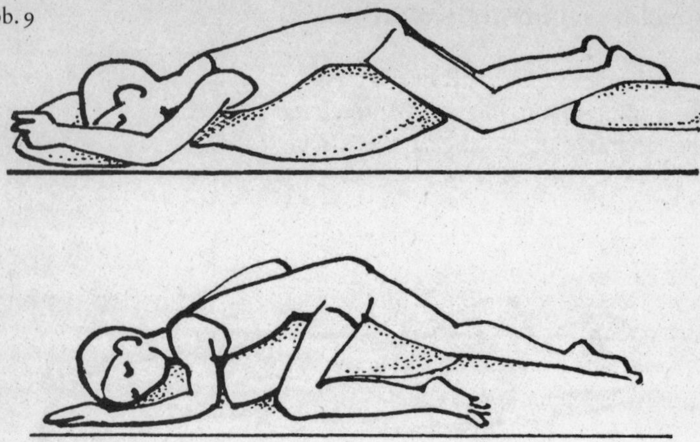

Wirbelblockaden

In diesem Zusammenhang sollen nun die *Wirbelblockaden* näher erläutert werden: Eine Blockade entsteht dann, wenn die Bewegung zwischen benachbarten Wirbeln eingeschränkt ist und die Wirbel in einer falschen Stellung fixiert sind. Da die Gelenkkapsel und die Bänder reichlich mit sensiblen Nervenfasern versehen sind, kann jede Bewegung in diesem Zustand sehr schmerzhaft sein. Um diese Schmerzen zu verhindern, ziehen sich die kurzen Muskeln reaktiv zusammen, bis es zu einer fixierten, ebenfalls schmerzhaften Kontraktur kommt. Die Blockaden können unterschiedlich stark sein. Sie können auch bei guter Gesundheit unter normalen Bedingungen entstehen und sich ebenso spontan wieder lösen. Sitzt oder liegt man zum Beispiel eine Zeitlang bewegungslos, spürt man nach einer Weile das Verlangen, sich auszustrecken und die Lage zu verändern, um entstandene Blockaden zu lösen. Am Morgen streckt und dehnt man sich, um die während des Liegens entstandenen Blockaden zu beseitigen. Der Übergang von leichten Blockaden, die man selbst beheben kann, und den anhaltenden Blockaden nach größerer Belastung oder unangemessener Bewegung ist fließend. Die beste Vorbeugung gegen Blockaden ist eine gute Muskelkoordination bei jeder Haltung und Bewegung – so wie man das bei Tieren oder auch noch bei Naturvölkern beobachten kann.

Schlechte Arbeitshaltungen

Die Hauptursache von Rückenbeschwerden während der Arbeit ist eine länger andauernde vorgebeugte Haltung, wie sie zum Beispiel bei Hausfrauen, Schneidern, Zahnärzten oder Gärtnern zu beobachten ist und die die Wirbelgelenke des gebeugten Abschnittes stark belastet. Einige wichtige Richtlinien für eine ökonomische Arbeitshaltung sollten unbedingt beachtet werden, um haltungsbedingten Rückenschmerzen vorzubeugen:

Beim Stehen sollen alle Wirbelsäulenabschnitte im Lot sein, beide Füße gleichmäßig belastet werden und das Hinunter- oder Vorbeugen von den Hüft- und Kniegelenken ausgehen.

Abb. 10

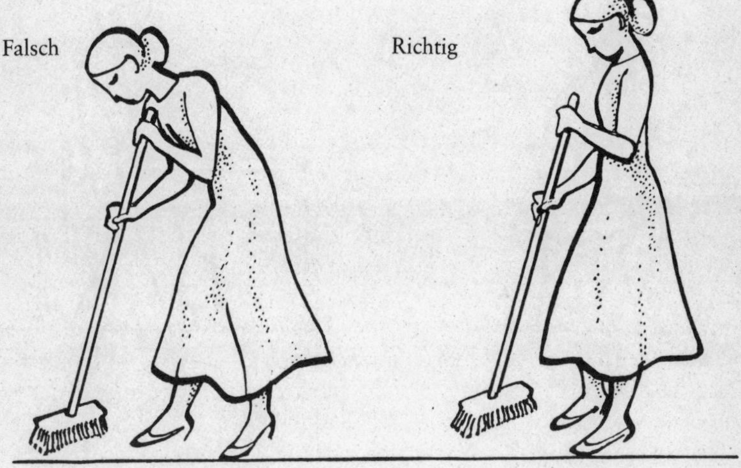

Ein Beispiel soll die Belastungsverhältnisse bei vorgebeugter Haltung besser veranschaulichen:

Bei einem Mann, der 184 cm groß und 93 kg schwer ist, wirkt im aufrechten Stand ein Druck von 61 kp auf die Bandscheiben im Lendenbereich; beugt er sich um 10° vor, was einer häufigen Arbeitshaltung entspricht, beträgt der Druck *135 kp*! Beugt er sich um 90° vor, so erhöht sich der Druck auf das Siebenfache.

Bei gebeugter Haltung wird aber nicht nur die Lendenwirbelsäule stark belastet, sondern auch die Halswirbelsäule und die Nackenmuskulatur, da das nach vorn verlagerte Kopfgewicht vermehrt durch die Muskulatur gehalten werden muß.

Im Sitzen sollten ebenfalls alle Körperabschnitte im Lot sein. Beim Schreiben muß natürlich der Kopf etwas gebeugt sein. Diese Beugung sollte sich aber nicht auf die Brustwirbelsäule fortsetzen, was eine entsprechend angepaßte Tischhöhe voraussetzt.

Der Sessel sollte so hoch sein, daß die Füße gut am Boden abgestellt werden können. Füße, Unterschenkel, Oberschenkel und Oberkörper sollten annähernd einen rechten Winkel zueinander bilden.

Abb. 11

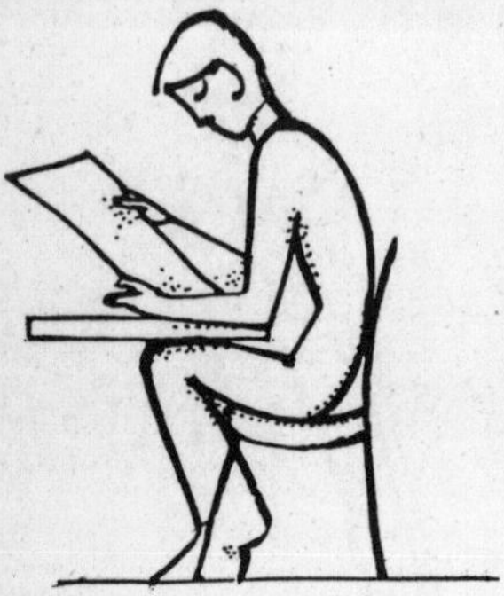

Falsch

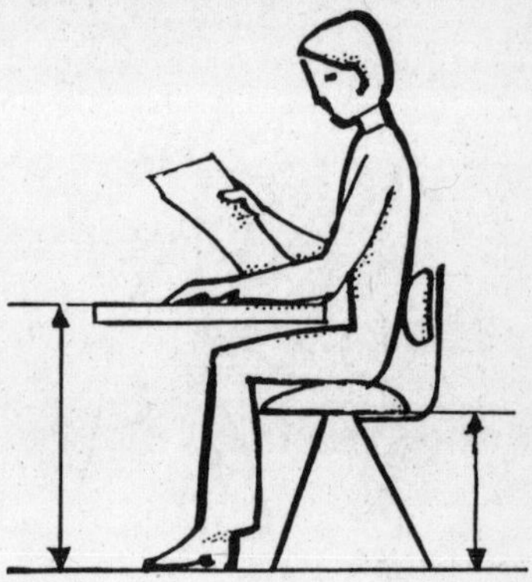

Richtig

Unökonomisches Heben und Tragen

Auch hier gilt die Regel: die Wirbelsäule wird stets am wenigsten belastet, wenn alle Wirbelsäulenabschnitte in einer Längsachse eingeordnet sind. Beim Heben soll die Wirbelsäule stabilisiert und gerade bleiben und die Beugung durch Hüft- und Kniegelenke stattfinden. Dadurch wird eine Überbelastung der kleinen Wirbelgelenke und kurzen Rückenmuskeln verhindert und die Hauptlast von der Gesäß- und Beinmuskulatur getragen.

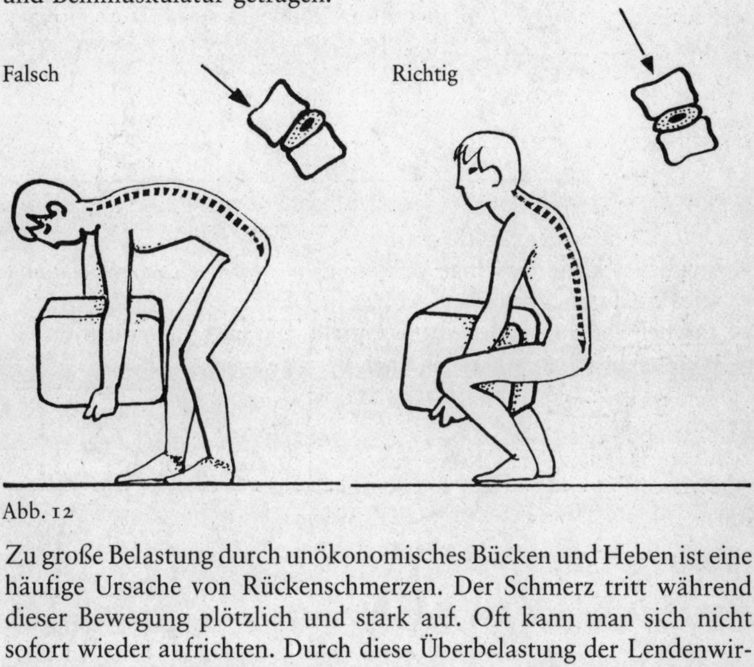

Abb. 12

Zu große Belastung durch unökonomisches Bücken und Heben ist eine häufige Ursache von Rückenschmerzen. Der Schmerz tritt während dieser Bewegung plötzlich und stark auf. Oft kann man sich nicht sofort wieder aufrichten. Durch diese Überbelastung der Lendenwirbelsäule kann der sogenannte »Hexenschuß« entstehen, bei dem es zu schmerzhaften Verspannungen im Lendenwirbelbereich kommt.

Richtlinien für richtiges Heben (Abb. 13, s. S. 28):
- Wirbelsäule gerade halten, Beugung in Hüft- und Kniegelenken
- große Unterstützungsfläche durch breite Spur oder Schrittstellung
- den Gegenstand nahe beim Körper heben, damit der Lastarm möglichst klein ist

– niemals schnelle ruckartige Bewegungen ausführen
– nicht gleichzeitig heben und eine Drehbewegung der Wirbelsäule ausführen

Falsches und richtiges Heben:
Abb. 13

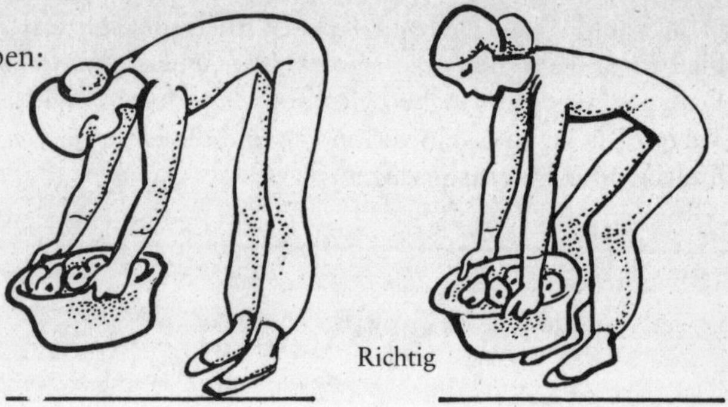

Richtlinien für richtiges Tragen:
– möglichst keine einseitige Belastung: besser zwei leichte, als eine schwere Tasche tragen
– Taschen eher hinter der Körpermittellinie tragen, damit die Wirbelsäule nicht in eine Beugung nach vorn gezogen wird.

Falsches und richtiges Tragen:

Abb. 14

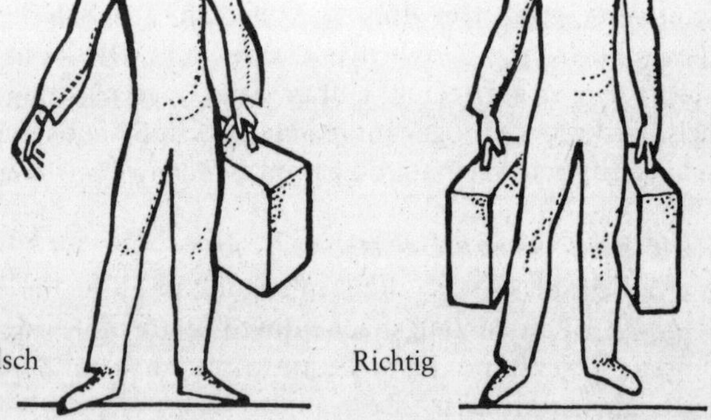

Einseitige sportliche Belastungen

Eine einseitige sportliche Belastung kann ebenfalls die Ursache für Rückenschmerzen sein, weil es dabei zur Überbeanspruchung einzelner Muskelgruppen kommt und dadurch das Muskelgleichgewicht gestört wird. Skifahren, Tennisspielen, Kugelstoßen und Radfahren (gebeugte Haltung des Rückens) sind typische Beispiele. Häufig führt auch eine Überbeanspruchung des Körpers durch extreme Bewegungen zu Beschwerden im Rücken.

Psychische Belastungen

Unbewußte innere Konflikte, Ängste, Ärger oder Dauerstreß können die Muskelspannung erheblich erhöhen. Manchmal sind solche Erregungen sogar die einzige Ursache einer ständigen übermäßigen Kontraktion der tiefen (autochthonen) Muskulatur. Dabei kommt es sehr leicht zu einem circulus vitiosus: psychische Spannungen erhöhen die Schmerzempfindlichkeit, diese Schmerzen erhöhen wiederum die Muskelspannung.

Wird in der Therapie diese Komponente übersehen, so trifft man auf chronische, auf keine Therapie ansprechende Rückenschmerzen, die ohne ersichtlichen Grund immer stärker werden. Gezielte Atem- und Entspannungsübungen können hier eine große Hilfe sein.

Wenn durch regelmäßiges Üben kein Erfolg sichtbar wird, ist eine zusätzliche Psychotherapie empfehlenswert.

Es ist immer wichtig, daß durch *ärztliche Diagnose* andere mögliche Ursachen für Rückenschmerzen ausgeschlossen werden. So können zum Beispiel Entzündungen, Geschwülste, Bandscheibenvorfälle, stärkere Wirbelblockaden, Störungen im Bereich des Rückenmarks und Nervenerkrankungen zu Rückenschmerzen führen, die unbedingt ärztlicher Behandlung überlassen werden müssen.

Störungen der Wirbelsäule können sich auch auf die Organe auswirken. So kann zum Beispiel eine Blockade im Bereich des dritten und vierten Brustwirbels zu Rhythmusstörungen des Herzschlags führen. Umgekehrt können aber auch Organstörungen die Ursache für Rükkenschmerzen sein.

Anatomie der Wirbelsäule

Grundfunktionen und Aufbau der Wirbelsäule

Die folgende kurze Beschreibung von Aufbau und Funktion der Wirbelsäule soll zu einem besseren Verständnis des Zustandekommens von Rückenbeschwerden führen und zu einem sorgfältigeren Umgang mit dem Körper verhelfen.

Die Wirbelsäule ist ein wichtiger Teil des menschlichen Skeletts. Sie hat drei Grundfunktionen:

- Sie hat als tragende Säule des Körpers eine zentrale Stützfunktion.
- Sie ermöglicht die Bewegungen des Rumpfes und spielt bei der Erhaltung des Gleichgewichts eine bedeutende Rolle.
- Sie bildet einen Schutzmantel für das Rückenmark und die dort austretenden Nerven.

Die Wirbelsäule besteht aus:

7 Halswirbeln
12 Brustwirbeln
5 Lendenwirbeln
5 zusammengewachsenen Kreuzwirbeln, die das Kreuzbein bilden,
2–4 zusammengewachsenen Steißwirbeln, die das Steißbein bilden. Dieser kleine dreieckige Knochen entspricht entwicklungsgeschichtlich dem Schwanzteil der Wirbelsäule bei Tieren, der beim Menschen verkümmert ist.

Ein Wirbel besteht aus:

- dem *Wirbelkörper*, der den tragenden Teil eines Wirbels bildet. Er hat die Form eines niedrigen Zylinders. Entsprechend der zunehmenden Belastung werden die Wirbelkörper in Richtung Steißbein immer größer.
  Zwischen zwei Wirbelkörpern befindet sich eine *Bandscheibe*, die bei der Elastizität und Beweglichkeit der Wirbelsäule eine große Rolle spielt.
- dem *Wirbelbogen*, der an der hinteren Fläche des Wirbelkörpers entspringt. Alle Wirbelbögen zusammen bilden den *Wirbelkanal*, in dem das Rückenmark eingeschlossen ist.

Je zwei benachbarte Wirbelbögen bilden seitlich das *Zwischenwirbelloch*, durch das die entsprechenden Rückenmarksnerven und Blutgefäße ein- und austreten. Bei einer Verkleinerung des Zwischenwirbellochs, was zum Beispiel durch Abnützungserscheinungen, Ödembildung, Muskelverspannungen bedingt sein kann, kommt es zu einer Kompression auf die jeweiligen Nerven und Blutgefäße.

Dadurch entstehen Schmerzen und Bewegungseinschränkungen.

– den *Fortsätzen*, die sich auf dem Wirbelbogen befinden:
1 Dornfortsatz hinten,
2 Querfortsätze seitlich, auf dem sich je
2 Gelenkfortsätze befinden. Durch diese Gelenkflächen stehen die einzelnen Wirbel miteinander in Verbindung. Die Brustwirbel werden durch weitere Gelenke mit den Rippen verbunden.
An den Wirbelfortsätzen haben zahlreiche Muskeln ihren Ursprung oder Ansatz. In den kleinen Gelenken zwischen den Wirbeln sind nur minimale Bewegungen möglich, aber gerade sie bestimmen die Hauptrichtung der Gesamtbewegung der Wirbelsäule. Hier entstehen oft Störungen der Beweglichkeit bis hin zu den sogenannten Blockaden.

Abb. 15

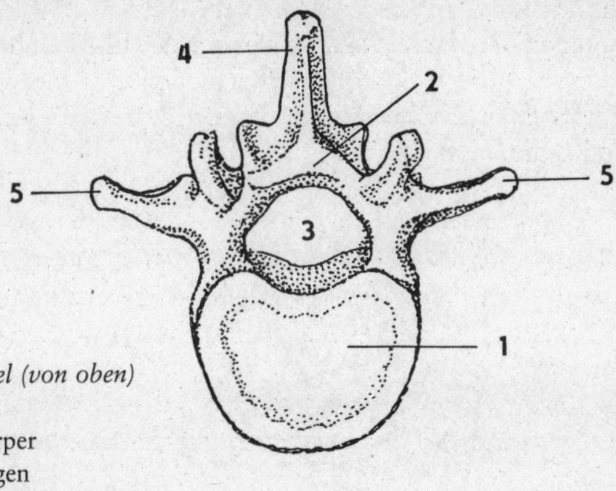

Lendenwirbel (von oben)

1 Wirbelkörper
2 Wirbelbogen
3 Wirbelloch (Wirbelkanal)
4 Dornfortsatz
5 Querfortsätze

Abb. 16

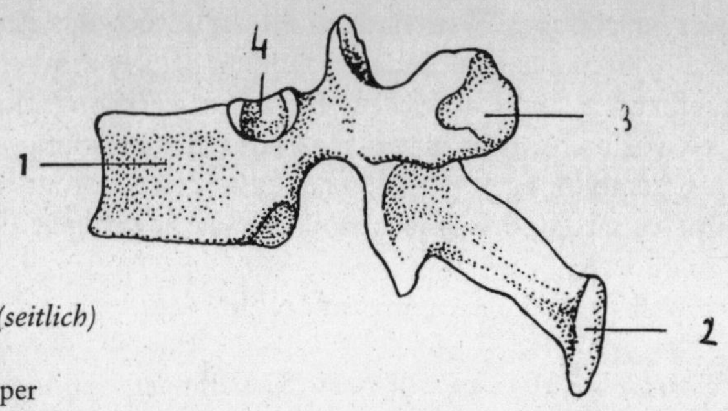

Brustwirbel (seitlich)

1 Wirbelkörper
2 Dornfortsatz
3 Querfortsatz
4 Rippengelenk

Abb. 17

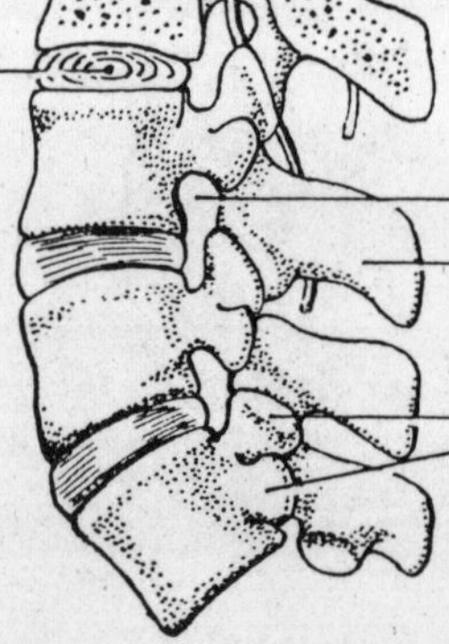

Die Funktion der Bandscheiben

Insgesamt gibt es 23 Bandscheiben. Sie bestehen aus einem äußeren bindegewebigen Ring, einem breiten Faserknorpelring und einem Gallertkern. Die Dicke der Bandscheiben nimmt in Richtung Steißbein zu. Die Bandscheiben sind elastisch und ihrer Funktion nach mit den Stoßdämpfern eines Autos zu vergleichen. Bei Belastungen werden die Bandscheiben zusammengedrückt. Sie fangen dadurch die Druckeinwirkung auf die Wirbelkörper ab. Im Alter nimmt die Elastizität der Bandscheiben immer mehr ab. Sie werden flacher, was sich in einer Einschränkung der Beweglichkeit und der abnehmenden Größe des alten Menschen bemerkbar macht. Wie schon erwähnt, werden die Zwischenwirbellöcher durch Verschmälerung der Bandscheiben kleiner, was zu einem vermehrten Druck auf die dort austretenden Nerven und damit verbundenen schmerzhaften Verspannungen führt.

Bei jeder Bewegung verformen sich die Bandscheiben auf Grund ihrer Elastizität geringfügig, so daß zwischen benachbarten Wirbeln kleine Bewegungen möglich sind. Die Gesamtsumme dieser kleinen Bewegungen ermöglicht eine relativ große Beweglichkeit der gesamten Wirbelsäule trotz ihrer beachtlichen Festigkeit. Auch die Stellung des Gallertkerns verändert sich in der Bewegung: beim Vorbeugen wird er nach hinten, beim Zurückbeugen nach vorn gedrückt. Durch übermäßige Belastung kann der Bindegewebering zerreißen, so daß der gallertartige Kern vorfällt. Man spricht dann von einem *Bandscheibenvorfall* (Abb. 20, s. S. 34). Durch die häufige Überbelastung der Lendenwirbelsäule sind die Bandscheiben in diesem Bereich besonders anfällig für einen Vorfall.

Die Krümmungen der Wirbelsäule:

Von der Seite gesehen bildet die Wirbelsäule ein doppeltes »S«:
- im Brust- und Kreuzbereich ist sie nach hinten gekrümmt (Kyphose)
- im Hals- und Lendenbereich ist sie nach vorn gekrümmt (Lordose).

Die S-förmige Krümmung der Wirbelsäule prägt sich erst zwischen dem 5. und 6. Lebensjahr vollständig aus. Diese Krümmung ist für die physiologische Belastung der Wirbelsäule notwendig. Die

Wirbelsäule ist dann physiologisch belastet, wenn ihre Abschnitte in der Körperlängsachse eingeordnet sind. Nur dann sind alle Gelenke gleichmäßig belastet und die Muskulatur wird gleichmäßig beansprucht.

Abb. 18
Normales Bewegungssegment

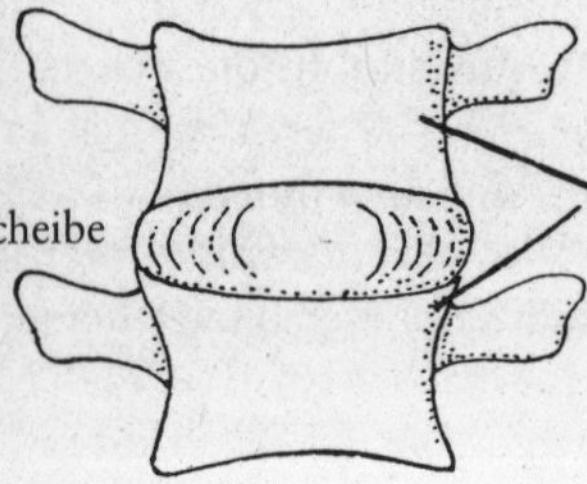

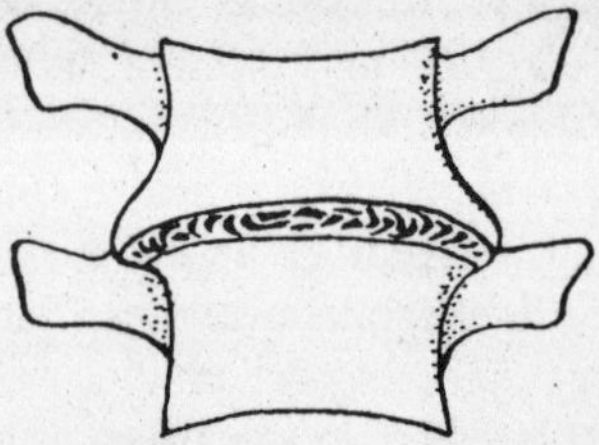

Abb. 19
Bandscheibenschaden

Abb. 20
Bandscheibenvorfall zwischen 5. Lendenwirbel und Kreuzbein

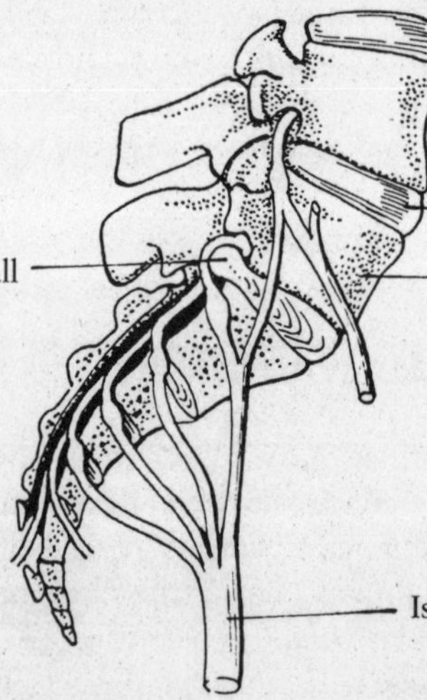

Abb. 21

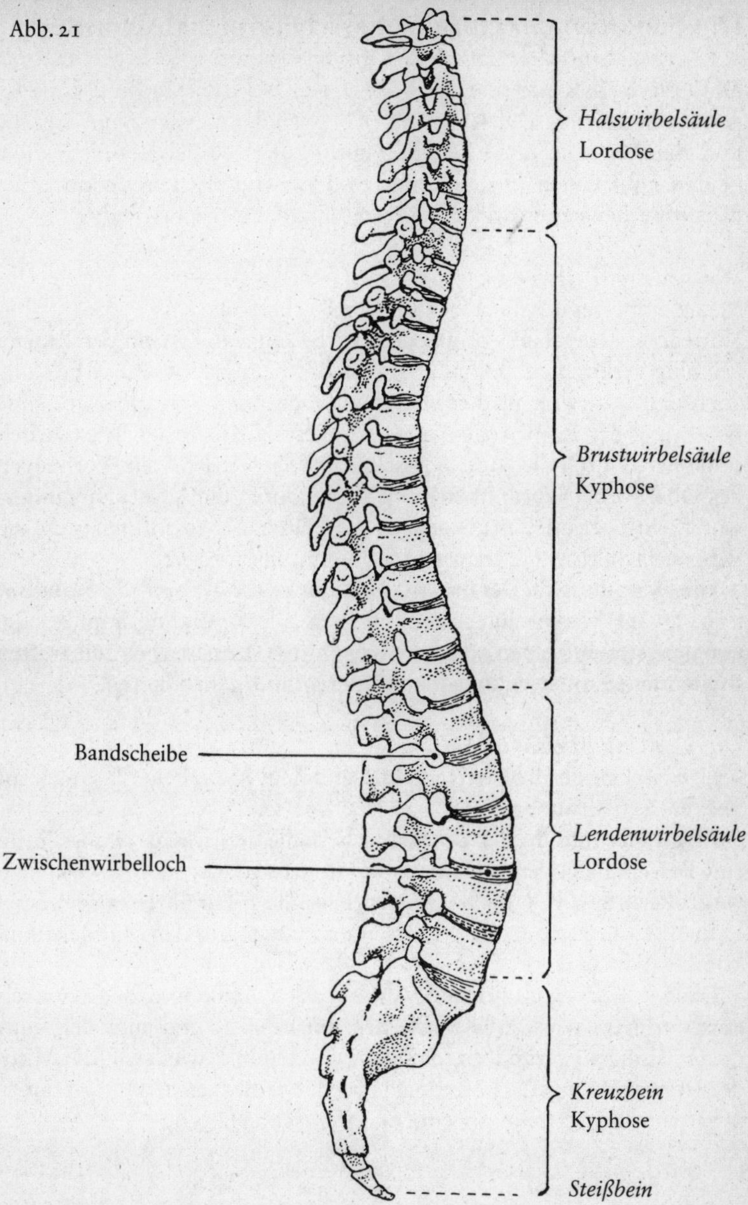
Halswirbelsäule
Lordose
Brustwirbelsäule
Kyphose
Bandscheibe
Lendenwirbelsäule
Lordose
Zwischenwirbelloch
Kreuzbein
Kyphose
Steißbein

Die Funktion der einzelnen Wirbelsäulenabschnitte:

Die Halswirbelsäule
ist sehr beweglich. Der Kopf ist der Bereich der meisten Sinnesorgane und reguliert von oben her die Haltung der Wirbelsäule. Für diese beiden Funktionen (Orientierung und Gleichgewichtsreaktionen) ist die große Bewegungsfreiheit für den Kopfbereich notwendig.

Die Brustwirbelsäule
ist der unbeweglichste Abschnitt der Wirbelsäule.
Sie liegt zwischen Hals- und Lendenwirbelsäule und ist mit den Rippen gelenkig verbunden. Deshalb hat eine Bewegung der Brustwirbelsäule auch eine Aktivität in den beiden angrenzenden Bereichen und eine Bewegung der Rippen zur Folge. Die Beweglichkeit der Brustwirbelsäule wird durch die Rippen beschränkt: Sie werden beim Vorbeugen des Oberkörpers zusammengedrückt, wodurch die Ausatmung unterstützt wird; beim Zurückbeugen des Oberkörpers öffnen sich die Rippen fächerförmig, so wird die Einatmung forciert.

Die Hauptaufgabe der Brustwirbelsäule ist die dynamische Stabilisation. Dieser Wirbelsäulenabschnitt muß alle Bewegungsimpulse, die von den Armen, Beinen oder vom Kopf auf die Brustwirbelsäule treffen sowie die Atembewegungen stabilisieren und koordinieren.

Die Lendenwirbelsäule
liegt zwischen der Brustwirbelsäule und dem Kreuzbein, das mit dem Becken fest verbunden ist.

Eine Bewegung in der Lendenwirbelsäule verursacht zwangsläufig eine Bewegung in den beiden angrenzenden Bereichen. So bewirkt eine vergrößerte Lordose der Lendenwirbelsäule (»Hohlkreuz«) ein Vorkippen des Beckens, so daß es zu einer Beugung in den Hüftgelenken kommt (Abb. 22).

Da der Körperschwerpunkt durch das vorgekippte Becken nach vorn verlagert wird, müssen die Brustwirbelsäule und auch der Kopf ihre Stellung so verändern, daß der Schwerpunkt wieder in die Mitte der Unterstützungsfläche gebracht wird. Die Beckenstellung ist daher oft eine Schlüsselstelle für eine ökonomische Haltung.

Die Beinbewegungen werden über das Becken auf die Lendenwirbelsäule übertragen. Diese hat dann die Aufgabe, die Beinaktivität bei jedem Schritt so zu koordinieren, daß die Bewegungen möglichst ökonomisch auf die gesamte Wirbelsäule überfließen.

In allen Wirbelsäulenabschnitten ist Beugung, Streckung, seitliches Neigen und Drehen möglich. Das Ausmaß der Bewegungen ist aber, wie schon erwähnt, unterschiedlich – die Brustwirbelsäule ist am wenigsten beweglich, die Halswirbelsäule ist der beweglichste Wirbelsäulenabschnitt. Die Übergangsstellen von einem beweglichen zu einem unbeweglicheren Abschnitt sind am häufigsten von Funktionsstörungen betroffen.

Abb. 22

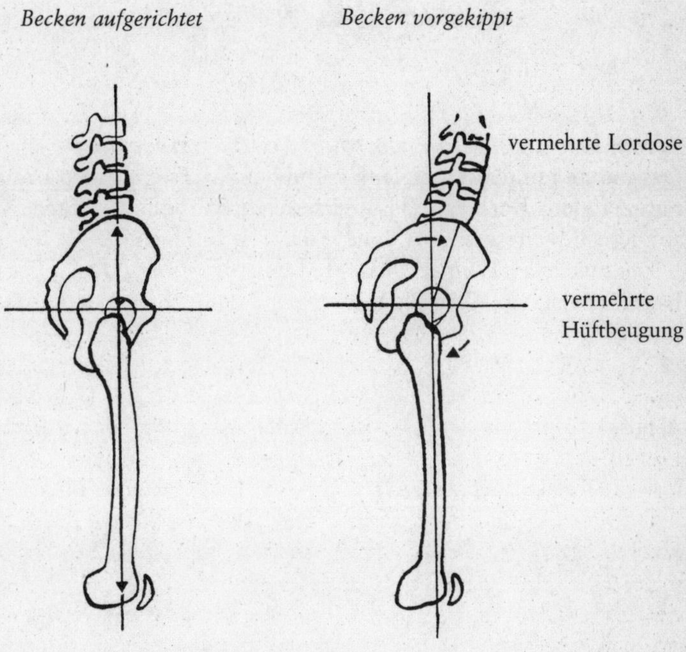

Gelenke und Bänder der Wirbelsäule

Verbindung zwischen Schädel und Wirbelsäule
Das obere Hinterhauptgelenk verbindet den Schädel mit dem ersten Halswirbel (Atlas) und ermöglicht das Vor-, Zurück- und das Seitwärtsbeugen des Kopfes.

Abb. 23

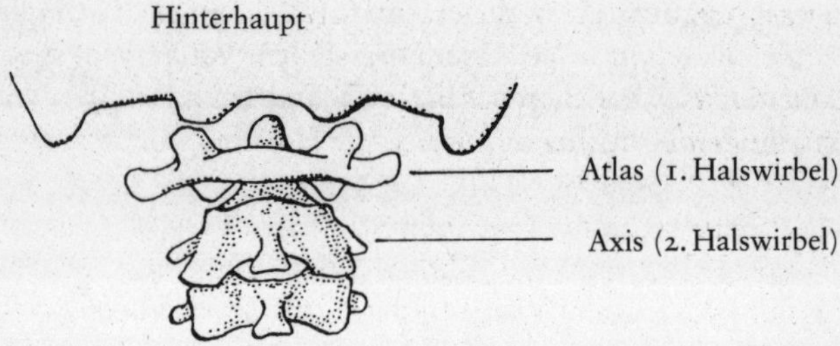

Verbindung zwischen erstem und zweitem Halswirbel
Das untere Hinterhauptgelenk verbindet die ersten beiden Halswirbel miteinander. Der erste Halswirbel (Atlas) besitzt keinen Körper, sondern besteht aus zwei Bögen, die sich vereinen.

Der zweite Halswirbel (Axis) hat einen Fortsatz (Dens), der in den Bogen des ersten Wirbels hineinragt.

Abb. 24

1. *Halswirbel* (Atlas)

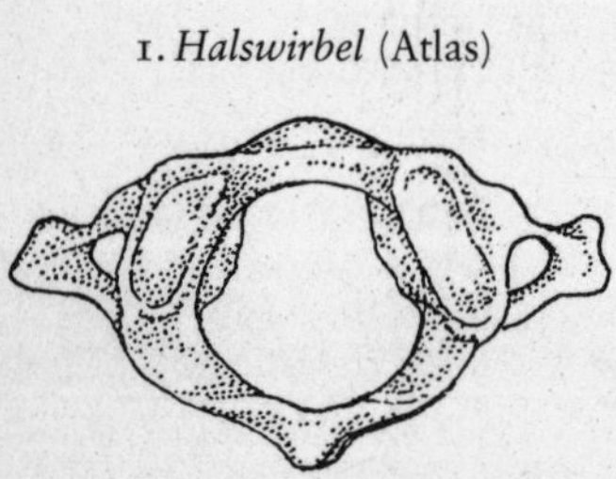

Abb. 25

2. *Halswirbel* (Axis)

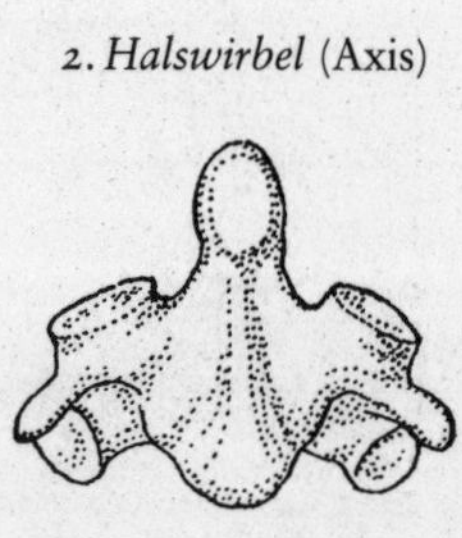

Zwischen dem ersten und zweiten Halswirbel findet hauptsächlich die Drehung des Kopfes statt.

Zahlreiche Bänder helfen einerseits, den Rückenmarkskanal zu schließen, andererseits verhindern sie das Eindringen des Fortsatzes des zweiten Halswirbels in den Rückenmarkskanal.

Verbindung zwischen 5. Lendenwirbel und Kreuzbein
Diese Stelle ist sehr verwundbar. Hier kommt es besonders häufig zu einer Abweichung von der normalen Funktion.

Verbindung zwischen Kreuz- und Steißbein
Diese beiden Knochen sind durch Knorpel miteinander verbunden.

Verbindung zwischen Kreuzbein und Becken
Diese Verbindung (Ilio-sakrales Gelenk) wird durch ein kräftiges Band gesichert, so daß eine Bewegung in dem Bereich weitgehend verhindert wird. Kommt es zu einer Lockerung dieser straffen Bindegewebsstruktur, kann es zu Verschiebungen oder zu Blockaden kommen. Dadurch entstehen Schmerzen, die bis in die Beine und auch nach oben ausstrahlen können.

Abb. 26

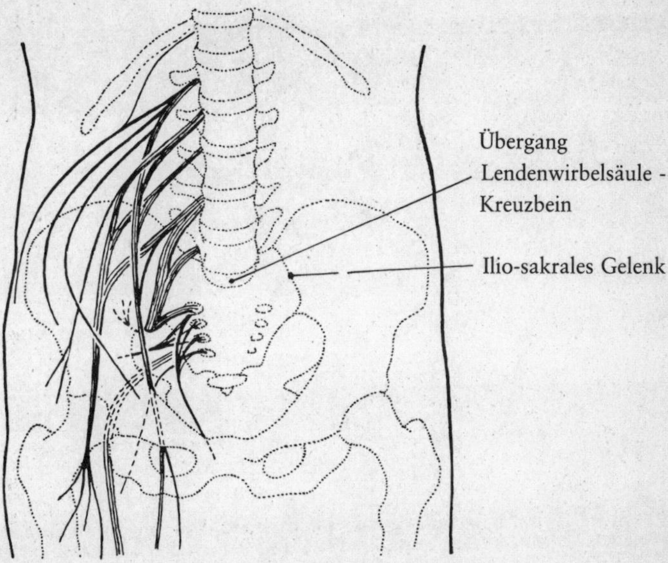

Die Wirbelsäule ist einerseits in ihrer ganzen Länge durch zwei Bindegewebsstreifen, die sich auf der vorderen und hinteren Seite der Wirbelkörper befinden, verstärkt. Ein dritter langer Bindegewebsstreifen verbindet die Dornfortsätze und erstreckt sich vom Hinterhauptbein bis zum Kreuzbein. Andererseits gibt es kurze Bänder, die die einzelnen Wirbelbögen und alle Fortsätze miteinander verbinden.

Wichtig sind auch die elastischen, sogenannten gelben Bänder, die die Wirbelbögen verbinden. Sie sind immer unter Spannung und bewirken gemeinsam mit der Elastizität der Bandscheiben die Rückkehr der Wirbelsäule in die Ruhestellung. Sind die gelben Bänder schlaff (manchmal schon angeboren), spricht man von einer Hypermobilität, die zu ungünstigen Belastungen umliegender Strukturen und später zu Schmerzen führt.

In einem solchen Fall kann ihre Funktion nur durch geübte, gekräftigte Rückenmuskeln ersetzt werden.

Abb. 27

Bänder der Wirbelsäule

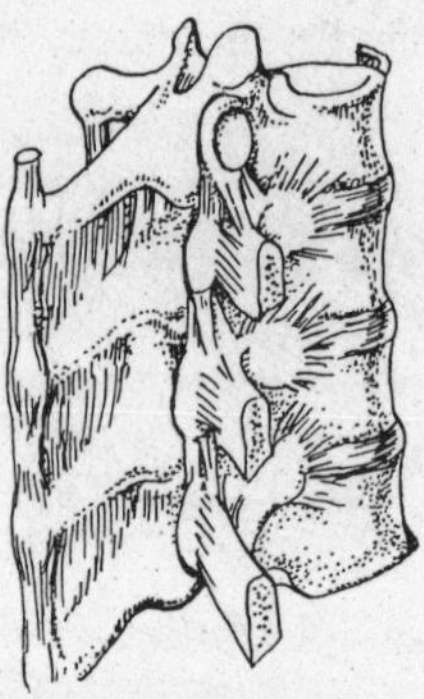

Die Muskulatur im Bereich der Wirbelsäule:

Die Rückenmuskulatur ist sowohl für die Statik als auch für die Dynamik der Wirbelsäule verantwortlich.

Die einzelnen Gruppen der Rückenmuskeln befinden sich auf der hinteren Seite der Wirbelsäule in zwei Schichten: einer tiefen und einer oberflächlichen Schicht. Sie können noch weiter unterteilt werden, so daß man letztlich vier dieser Muskelgruppen unterscheidet.

Die tiefe Schicht der Rückenmuskulatur
In der untersten Schicht der tiefen (autochthonen) Rückenmuskulatur befinden sich kurze Muskeln, die sich zwischen den Quer- und Dornfortsätzen der benachbarten Wirbel spannen. Zu ihnen gehören auch die tiefen Halsmuskeln zwischen dem ersten und zweiten Halswirbel. Die schräge Lage einiger Muskelbündel ist sowohl für die Festigkeit der Verbindung als auch für die Drehfähigkeit verantwortlich.

Abb. 28

Schema der tiefen Rückenmuskeln

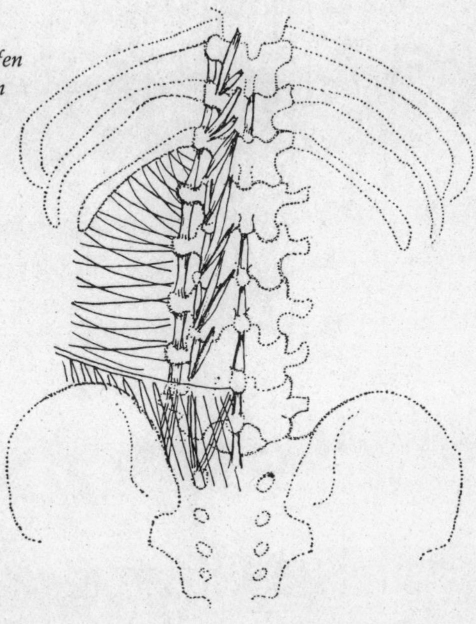

Über der Schicht der kurzen Rückenmuskeln befinden sich längere Muskelzüge, die weiter entfernt liegende Wirbelkörper miteinander verbinden.

Andere Muskelbündel verlaufen seitlich zu den Rippen und sind dadurch an der Atmung beteiligt.

Alle Muskelgruppen zusammen bilden längs der Wirbelsäule zwei mächtige Muskelwälle. Sie werden zusammenfassend als »Aufrichter der Wirbelsäule« oder auch als »Parallele Rückenmuskeln« bezeichnet (Abb. 29).

Abb. 29

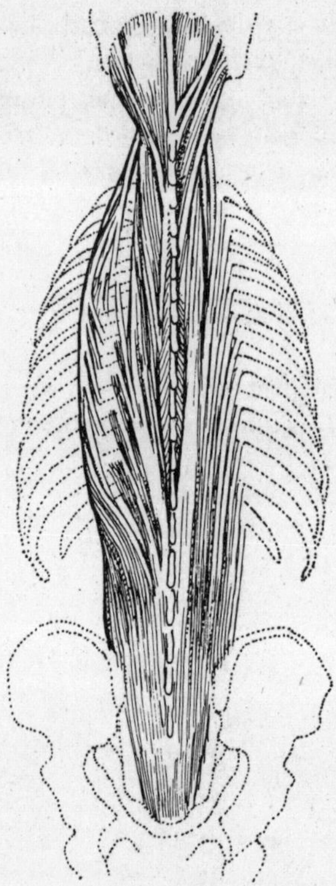

Die tiefen Rückenmuskeln weisen im Vergleich zu den oberflächlichen Muskelschichten ganz charakteristische Zeichen auf:

Sie sind stets aktiv, auch wenn man sich dieser Spannung nicht bewußt ist, und halten den Körper gegen die Schwerkraft aufrecht. Sie ermüden nicht so rasch. Bei ausgewogener, natürlicher Bewegung und richtiger Körperhaltung funktionieren sie mühelos beliebig lange. Bei schlechter Körperhaltung und einseitiger Belastung werden einige Muskeln überbeansprucht, und es kommt zu Verspannungen und Kontrakturen.

Weitere Eigenschaften der tiefen Rückenmuskeln sind eine gute Regenerationsfähigkeit und eine Tendenz zur Verkürzung, die sich im Laufe des Lebens in einer Verminderung der Beweglichkeit bemerkbar macht.

Spezifische Dehnübungen und speziell die Torsionsübungen, die in diesem Buch genau beschrieben sind, dienen der Vorbeugung beziehungsweise der Beseitigung der Muskelverspannungen und -verkürzungen.

Die oberflächliche Schicht der Rückenmuskulatur

Die oberflächliche Schicht setzt sich aus einer ganzen Gruppe flächig ausgebreiteter Muskeln zusammen. Sie werden auch »phasische Muskeln« genannt. Sie erstrecken sich von der Wirbelsäule zu den Rippen, zum Becken, zum Schulterblatt und zu den Gliedmaßen.

Entwicklungsgeschichtlich sind sie jünger, leichter ermüdbar und weniger widerstandsfähig. Sie haben eine geringere Fähigkeit sich zu regenerieren. Mit zunehmendem Alter tendieren sie zur Erschlaffung und Kraftlosigkeit. Durch gezielte Kräftigungsübungen soll die Abnahme der Muskelspannung der oberflächlichen Schicht verhindert werden (Abb. 30, s. S. 44).

Abb. 30

Oberflächliche Schicht der Rückenmuskeln

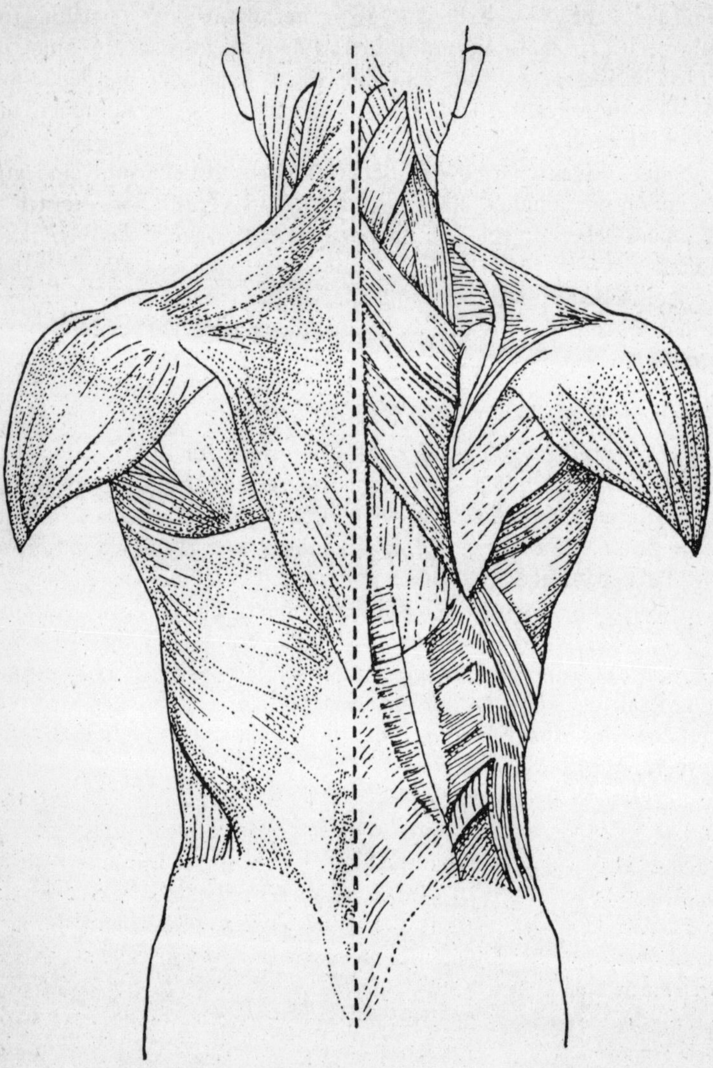

Theoretische Grundlagen zu den praktischen Übungen

Atemübungen

Unser Leben beginnt und endet mit der Atmung. Wir atmen ständig ein und aus, ob wir uns dessen bewußt sind oder nicht. Der Rhythmus, das Tempo und die Tiefe unserer Atmung beeinflussen unseren körperlichen und psychischen Zustand erheblich und umgekehrt.

Als Beispiel sei das langsame, tiefe Atmen in der Entspannung oder die raschere, flachere Atemform bei Angst und Aufregung erwähnt.

Wenn man um diesen Zusammenhang weiß, kann man sich selbst durch langsamere und tiefere Atmung zu einem entspannteren Zustand verhelfen und damit sein körperliches und psychisches Wohlbefinden steigern und die Alltagsbelastungen und Streßsituationen viel leichter bewältigen. Deshalb ist es wichtig, sich die meist unbewußte Atmung immer wieder bewußt zu machen und wenn nötig im Sinne einer Vertiefung zu korrigieren.

Bei den Yogaübungen spielt die Atmung eine bedeutende Rolle. Erst durch eine richtig angepaßte Atmung erzielen die Übungen ihre volle Wirkung.

Ein Atemzug

Ein Atemzug besteht aus drei Atemphasen: Einatmung – Ausatmung – Atempause

Die Einatmung

Die Einatmung soll durch die Nase erfolgen, weil die Nase die wichtige Funktion der Lufterwärmung, -befeuchtung und -reinigung hat.

Einatmung ist der aktive Teil der Atmung: Sie geschieht durch Anspannung der Atemmuskulatur (Zwerchfell, Zwischenrippenmuskeln und teilweise Halsmuskulatur), deshalb wird bei den Übungen häufig der aktivere Teil der Bewegung (viel Muskelarbeit) mit der Einatmung verbunden.

Einatmen ist mit Öffnen und Weiterwerden verbunden. Deshalb wird bei den Übungen oft jener Übungsteil, der mit Vorwölben des

Bauches und Öffnen des Brustkorbes verbunden ist, mit der Einatmung kombiniert (Abb. 31).

Die Ausatmung

Die Ausatmung erfolgt normaler Weise ebenfalls durch die Nase, kann aber auch durch den Mund erfolgen – besonders wenn man sie betonen will. Die Ausatmung ist der passive Teil der Atmung. Deshalb wird meist der Teil der Übung, der mit dem Entspannen der Muskulatur verbunden ist, mit der Ausatmung kombiniert.

Das Ausatmen ist mit dem Engwerden des Brustkorbes und Bauchraumes verbunden. Deshalb wird der Teil einer Übung, bei dem der Brustkorb und Bauchraum enger werden, mit der Ausatmung verbunden. Die Ausatmung soll ungefähr doppelt so lange wie die Einatmung dauern (Abb. 31).

Die Atmung soll nie erzwungen werden, sondern die Luft soll wie von selbst einströmen und langsam wieder ausströmen, bis es zu einer *Atempause* kommt.

Die Atempause dauert so lange, bis der Drang zur neuerlichen Einatmung von selbst entsteht.

Die Atmung soll immer leicht, harmonisch und ohne Atemgeräusche auf natürliche Weise vor sich gehen.

Je nach dem, wo der Atemstrom hauptsächlich hingelenkt wird, kann man drei Atmungsarten unterscheiden:

Bauchatmung

Bei dieser Atmung wird der Atemstrom in die unteren Teile der Lungen gelenkt. Bei der Einatmung spannt sich das Zwerchfell an und bewegt sich dadurch in Richtung Bauchraum – der Bauch wölbt sich nach vorn.

Bei der Ausatmung entspannt sich das Zwerchfell und wölbt sich wieder wie eine Kuppel in den Brustraum.

Da das Zwerchfell, der Hauptatemmuskel, sehr aktiv ist, wird die Bauchatmung auch Zwerchfellatmung genannt.

Diese Atemform ist tief und langsam und die Lungen werden gut belüftet. Daher soll die Bauchatmung stets angestrebt werden.

Abb. 31

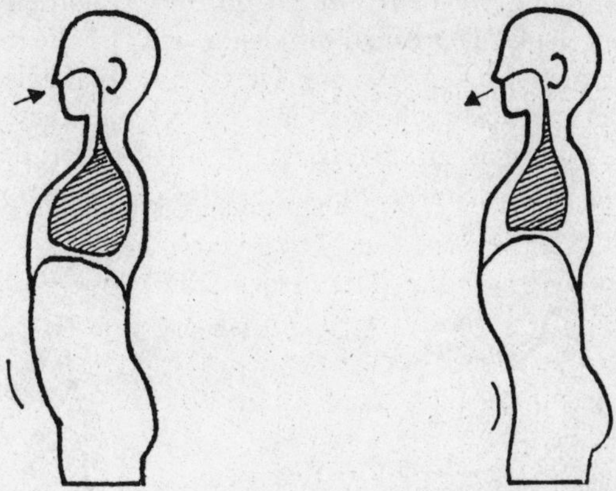

Abb. 32

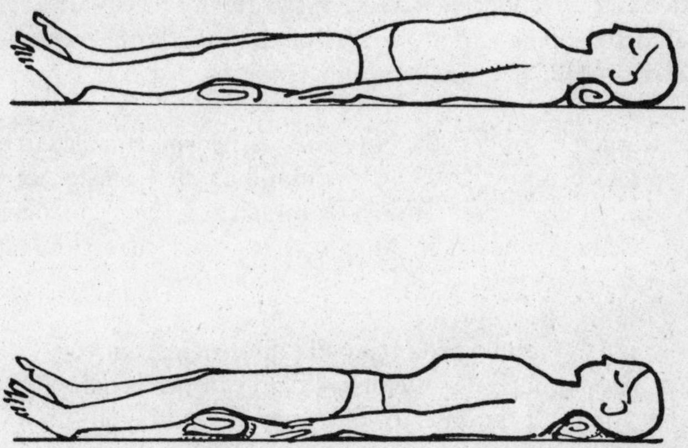

Brustatmung

Bei dieser Atmung wird der Atemstrom in die mittleren Teile des Brustkorbes gelenkt. Der Brustkorb dehnt sich vor allem seitlich und die Rippen öffnen sich fächerförmig. Hier werden die Zwischenrippenmuskeln mehr beansprucht als das Zwerchfell. Diese Atemform kommt am häufigsten vor. Sie ist, wie schon erwähnt, flacher als die Bauchatmung und beeinträchtigt die Stoffwechselfunktion.

Abb. 33
Einatmung

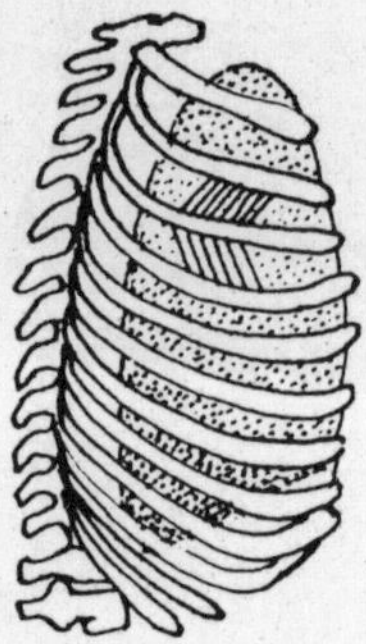

Ausatmung

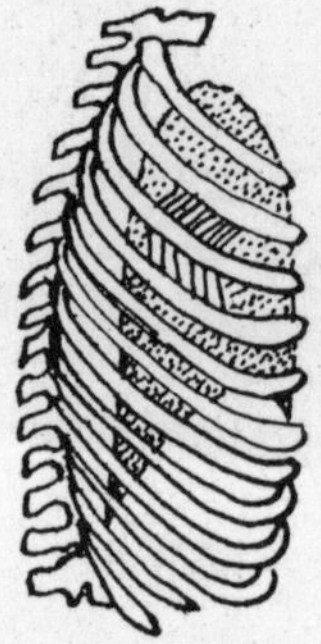

Schlüsselbeinatmung

Die Atemluft wird in die oberen Abschnitte des Brustkorbes gelenkt. Die Schlüsselbeine und der oberste Teil des Brustkorbes bewegen sich bei der Einatmung nach oben und senken sich bei der Ausatmung wieder.

Hier werden besonders die oberen Zwischenrippenmuskeln und die Halsmuskeln beansprucht. Diese Atmung ist die flachste Atemform. Durch das rasche kurze Atmen kommt es zu einer mangelhaften Stoffwechselfunktion. Diese Atemform kommt bei Atemnotsituationen oder bei starker psychischer Belastung vor.

Bei einer guten Atmung kommen alle drei Atemarten vor:

Durch Anspannung der Atemmuskulatur weitet sich der Brustraum und die Atemluft strömt in die unteren, mittleren und oberen Abschnitte des Brustkorbes, wobei alle Lungenabschnitte belüftet werden.

Durch Entspannung der Atemmuskulatur wird der Brustraum wieder enger, und die Luft strömt aus den oberen, mittleren und unteren Abschnitten aus. Bauch-, Brust- und Schlüsselbeinatmung sollen nahtlos ineinander übergehen und zu einer Atemwelle verschmelzen.

Diese Atmung wird in Yoga stets geübt und als *Yoga-Vollatmung* bezeichnet.

Das Ziel der Atemübungen ist ein Bewußtwerden des Atemvorganges und eine Verlangsamung und Vertiefung der Atmung.

Die meisten Menschen haben schlechte Atemgewohnheiten aus vielerlei Gründen: Durch physische und psychische Verspannungen, funktionelle Fehlhaltungen, aber auch durch einschnürende Kleidung kommt es zu einer eingeschränkten Zwerchfellaktivität und die Atmung wird rasch und flach.

Dadurch sinkt die Stoffwechselfunktion und es kommt zu einer Steigerung der körperlichen und psychischen Anspannung.

Regelmäßige Atemübungen führen zu einer merklichen Steigerung des allgemeinen Wohlbefindens und zu einer Ausgeglichenheit des Geistes.

Für Leute, bei denen die Rückenbeschwerden auf psychische Belastung zurückzuführen sind, bewährt sich sehr, mehrmals täglich 20mal tiefe Atemzüge – im Sinne der Yoga-Vollatmung – mit entspanntem Geist durchzuführen (z.B. in Bauchlage, Abb. 32, s. S. 47).

Entspannungsübungen

Das Bedürfnis der Menschen nach Entspannungsmöglichkeiten wird immer größer. Weshalb ist das so? Werden nicht laufend Maschinen und Geräte erfunden, die uns das Leben leichter und bequemer machen? Stattdessen wird das Leben aber immer komplizierter – die Menschen haben immer weniger Zeit und leben unter wachsendem Streß. Durch diesen zunehmenden Druck, unter dem so viele in der heutigen Zeit leiden, entstehen die psychosomatischen Erkrankungen.

Die erste Reaktion auf diese Zivilisationsstörungen war nicht eine Änderung der Lebensweise, sondern ein erschreckender Mißbrauch von beruhigenden, dämpfenden Medikamenten. Doch als die schädlichen Nebenwirkungen von Beruhigungstabletten erkannt wurden, suchte auch die medizinische Wissenschaft nach Alternativen. So wuchs langsam das Interesse an den uralten Yogatechniken, durch deren Hilfe eine vollkommene Entspannung ohne jegliche Nebenwirkungen erreicht werden kann.

Die große Wirkung der Yogaübungen auf die Entspannungsfähigkeit liegt in der gut durchdachten Kombination von Atem-, Entspannungs- und Körperübungen.

Die Entspannung, die nach maximalen Leistungen und physischen Belastungen eintritt, zum Beispiel nach Sport, gleicht mehr einem Erschöpfungszustand und ist darum einer richtigen Entspannung nicht gleichzusetzen.

Sehr viele Menschen entspannen sich nur passiv: nach anstrengender Tagesarbeit setzen sie sich erschöpft vor den Fernsehapparat. Dabei kommt es aber nur scheinbar zu einer Entspannung – es ist vielmehr eine Ablenkung von der Anspannung. Auch der Schlaf ist nicht die tiefste Form der Entspannung. Man hat das folgendermaßen bewiesen: Der Sauerstoffverbrauch gibt Informationen über den Grad der Entspannung: Im Schlaf ist er um 8 % erniedrigt, während er bei tiefer Entspannung um zirka 12 % geringer ist.

Besonders die Menschen, die sich durch den Schlaf nicht erholt fühlen, können durch einen tiefen Entspannungszustand große Hilfe finden.

Richtige, tiefe Entspannung bedeutet Entspannung des Körpers, der Gefühle und der Gedanken.

Yoga Nidra

Ein Beispiel für eine tiefe Entspannung ist Yoga Nidra – der Schlaf des Yogi –, der eine heilende Wirkung auf den Übenden hat. In der Tiefenentspannung befindet sich das Bewußtsein an der Grenze zwischen Wachsein und Schlaf. In diesem Zustand kann man bedeutenden Einfluß auf das Bewußtsein ausüben, da man in sehr tiefe Schichten seines Wesens eindringt. Daher können Vorsätze und Wünsche, die man am Beginn und am Ende der Tiefenentspannung formuliert, durch Yoga Nidra verwirklicht werden. Durch verschiedene Tests wurde die Funktion der Erfüllung von Vorsätzen, die vor und nach einem tief entspannten Zustand gefaßt wurden, bestätigt.

Die Vorsätze sollen positiv, klar und kurz gefaßt werden. Die Realisation der Wünsche dauert unterschiedlich lange.

Yoga Nidra führt zu einer psychischen und physischen Entspannung. Durch regelmäßiges Üben stärkt es Willenskraft und Konzentration. Es ist eine sehr hilfreiche Technik für Schulkinder, da sich die Lernfähigkeit durch Yoga Nidra merkbar verbessert. Durch diese Tiefenentspannung kann man Komplexe und Schwächen überwinden, und das Leben wird leichter und erfolgreicher.

So verhilft Yoga Nidra zu einer inneren Zufriedenheit und zu einer besseren Bewältigung des täglichen Lebens.

In einem entspannten Zustand gewinnt man viel Energie und aus der tiefen inneren Entspannung erwächst häufig die jedem innewohnende Kreativität.

Im Yoga werden verschiedene Entspannungsmethoden verwendet, je nachdem welche Tiefe der Entspannungszustand erreichen soll. Daher gibt es neben der Tiefenentspannung die Entspannung des Körpers während der Körperübungen:

Die Yogaübungen sollen stets mit einem entspannten Geist durchgeführt werden. Für die Bewegungen soll nur so viel Spannung im Körper sein, wie es für die Übung erforderlich ist. Um das zu beherrschen, muß das Körpergefühl so weit geschult sein, daß man die Spannungszustände im Körper wahrnehmen und unnötige Spannungen bewußt lösen kann. Diese feine Differenzierung der Körperspannungen und deren Beeinflussung kann durch Yoga erlernt werden.

So erfordert zum Beispiel bereits so eine einfach erscheinende Übung wie Radfahren eine sehr differenzierte Körperwahrnehmung:

Während ein Bein die Radfahrbewegung ausführt, sollen die anderen Körperteile ganz entspannt bleiben. Das ist speziell bei dem nichtübenden Bein gar nicht so leicht.

Die Entspannung bei und nach jeder Yogaübung vervollständigt erst ihre Wirkungen.

Die bei den Yogaübungen erlernte Entspannung spiegelt sich auch im Alltagsleben. Entspannung im Alltag heißt nicht, passiv zu sein, im Gegenteil, es ist ein konzentrierter, wacher Zustand.

Man soll außerdem versuchen, ganz in dem Augenblick zu leben – mit allen seinen Gedanken und Gefühlen im Hier und Jetzt. Dadurch ist man ständig mit der Gegenwart beschäftigt, und es bleibt keine Zeit für spannungserzeugende, sorgenvolle Gedanken. Das ist viel leichter gesagt als im täglichen Leben verwirklicht, doch diese Fähigkeit wird durch Yoga trainiert, indem jede Bewegung mit vollem Bewußtsein durchgeführt wird.

Die höchste Entspannungsfähigkeit ist dann erreicht, wenn der Grad unserer Spannung und Entspannung vollständig unserem Willen unterliegt.

Bei allen Tätigkeiten soll man der uns führenden Kraft vertrauen. Dadurch wird der Alltag nicht nur in einem entspannten Zustand, sondern auch mit innerem Frieden und in Freude gemeistert.

Bei Rückenschmerzen kommt der Entspannung eine bedeutende Rolle zu, weil durch die Schmerzen sowohl die körperliche, als auch die psychische Spannung erheblich ansteigt. Erhöhte Spannung steigert wiederum die Schmerzen. Daher sind die Entspannungsübungen wichtig, um diesen »Teufelskreis« zu unterbrechen. Außerdem manifestieren sich auch zahlreiche psychische Probleme in erhöhten Muskelspannungen im Bereich des Rückens, die zu Beschwerden führen.

Durch das Erlernen einer bewußten Entspannung durch Yoga werden die Wirkungen der Übungen gegen Rückenschmerzen vervollkommnet.[1]

---

1 Kassetten mit Yoga Nidra sind im Yogazentrum der Österreichisch-Indischen Yoga-Vedanta-Gesellschaft, 1040 Wien, Schikanedergasse 12/13, erhältlich.

Körperübungen

Die in diesem Buch angeführten Yogaübungen haben zum Ziel, den Körper – besonders den Rücken – kräftig und beweglich zu erhalten. Durch systematisches Üben, gemäß den Anweisungen, werden langsam die schlechten Haltungs- und Bewegungsgewohnheiten abgebaut.

Da es durch funktionelle Fehlhaltungen und -bewegungen einerseits zur Erschlaffung der zu wenig beanspruchten Muskulatur und andererseits zu Muskelverspannungen und -verkürzungen in den überbeanspruchten Bereichen kommt, beinhalten die Yogaübungen Kräftigungs-, Dehnungs- und Entspannungsübungen, um das muskuläre Gleichgewicht wieder herzustellen.

Kräftigungsübungen

Jeder Muskel braucht ein bestimmtes Maß an täglicher Beanspruchung, um seine Kraft zu erhalten.

Durch die gleichmäßige und regelmäßige Beanspruchung der Muskulatur in funktioneller Weise, die durch die beschriebenen Yogaübungen gewährleistet wird, soll wieder ein Muskelkorsett – besonders im Bereich der Wirbelsäule – aufgebaut werden.

Entspannung- und Dehnungsübungen

Muskelverspannungen gehen, wenn sie länger andauern, meistens mit einer Verkürzung einher. Verspannte Muskeln sollen bewußt entspannt werden, um sie dann anschließend besser dehnen zu können.

Dehnungsübungen sind immer langsam durchzuführen, da die Muskulatur nur auf langsames Dehnen mit Entspannung reagiert. Bei rascher Dehnung spannt sich die Muskulatur durch einen Schutzreflex an.

Deshalb werden Yogaübungen stets langsam durchgeführt.

Die tiefen Rückenmuskeln neigen besonders häufig zu Verspannungen und Verkürzungen. Da viele dieser Muskeln schräg verlaufen, stellen die Torsionsübungen sehr zielgerichtete Entspannungsübungen für die einzelnen Wirbelsäulenabschnitte dar. Dehnungsübungen sollen mit bewußter, tiefer Atmung verbunden werden: In Richtung der

Verspannungen oder Muskelverkürzungen atmen und bei jeder Ausatmung mehr und mehr »loslassen«, ist eine sehr wirksame Unterstützung der Muskelentspannung.

Verspannte, verkürzte Muskulatur soll aber nicht nur auf Entspannung und Dehnung, sondern auch auf Kräftigung trainiert werden. Ein Muskel, der nur auf Dehnung trainiert wird, kann sich bei Beanspruchung schnell wieder verspannen.

Sowohl im Bereich geschwächter, als auch bei verspannter und verkürzter Muskulatur kommt es zu vermehrten Stoffwechselablagerungen und zu einer Verminderung der Durchblutung. Bei einer eingeschränkten Beweglichkeit verschlechtert sich auch die Gelenksernährung.

Durch die Yogaübungen werden alle Muskeln in harmonischem Wechsel auf Kräftigung, Entspannung und Dehnung beansprucht. Es kommt zu einer Verbesserung der Durchblutung im Bereich der Muskeln und Gelenke. Stoffwechselablagerungen im Muskel sowie Muskelverspannungen werden dadurch beseitigt und die Beweglichkeit der Gelenke nimmt zu. Der Körper wird geschmeidiger und belastbarer, die Haltung und die Bewegungen wirken harmonisch und koordiniert. Alle diese Veränderungen führen zu einer merklichen Steigerung des allgemeinen Wohlbefindens.

Die Ernährung

Die richtige Ernährung spielt eine sehr wichtige Rolle für die Gesundheit und das körperliche Wohlbefinden. Übergewicht sollte durch eine angemessene Diät normalisiert werden.

Was sie immer beachten sollten:

- Keinen oder nur wenig Zucker verwenden; süßen mit Honig oder getrockneten oder süßen Früchten. Der Bedarf an Kohlehydraten wird durch Getreide, Reis und Kartoffeln völlig gedeckt.
- Statt tierischer Fette mehr pflanzliche Fette und Öle verwenden.
- Der Eiweißbedarf soll nicht nur durch Fleisch gedeckt werden. Gemäß neuerer Erkenntnisse ist der Erwerb von Aminosäuren aus Fleisch weniger günstig als man dachte. Wesentlich gesünder zur Deckung des Eiweißbedarfs sind alle Milchprodukte sowie Hülsenfrüchte und Vollkorn. Alle essentiellen Aminosäuren sind in einer ausgewogenen Ernährung aus Hülsenfrüchten und Vollkorn enthalten, die auch den Proteinbedarf deckt.
- Möglichst konservierte Nahrung und Getränke meiden.
- Den Konsum von Tee und Kaffee so weit wie möglich herabsetzen.
- Viel rohes Gemüse, Früchte, Keimlinge und Nüsse essen.

Übungsaufbau

Das Übungsprogramm gegen Rückenschmerzen wurde für den Zeitraum von zehn Wochen aufgestellt. Je nach Bedarf kann der Plan auch auf zwanzig Wochen ausgedehnt werden. Der Zeitplan soll nur eine richtungweisende Hilfe für die Durchführung des Programms sein. Sehr wichtig ist, daß jeder Übende sein eigenes Tempo findet und sich dementsprechend das Übungsprogramm einteilt. Es ist immer besser, weniger Übungen bewußt und korrekt durchzuführen, als ein festes Übungsprogramm in Eile durchzuüben.

Die im Buch angegebene Übungsfolge ist nach einem gut durchdachten und bewährten System aufgebaut, und deshalb soll beim Üben die vorgegebene Reihenfolge eingehalten werden.

- Zuerst werden die Entspannungslagen und die Atemübungen mit und ohne Bewegungen geübt, da sie eine wichtige Voraussetzung für die richtige Durchführung sowie für die optimale Wirkung der Übungen sind.

- Jede Übungsstunde beginnt und endet mit einer Entspannung in Rückenlage. (Bei Schmerzen in Rückenlage oder bei Schwangerschaft ist die Tigerentspannung günstiger).
  Die Dauer der Entspannung hängt von der Entspannungsfähigkeit des Übenden ab. Als Richtlinie werden fünf bis zehn Minuten Entspannung empfohlen.
  Zwischen den Übungen sind jeweils Entspannungen wichtig, um die Wirkung der vorangegangenen Übung bewußt zu spüren und um den Körper und den Geist für die folgende Übung entsprechend vorzubereiten. Diese Entspannungen dauern nur einige Minuten und sollen in der Stellung durchgeführt werden, die für den Übenden am günstigsten ist.

- Bei den Körperübungen stehen die Torsionsübungen in Rückenlage am Beginn, weil durch diese die tiefsten, schräg verlaufenden Muskeln, die so häufig zu Verspannungen neigen, entspannt werden. Außerdem finden diese Übungen im Liegen statt, wodurch die Wirbelsäulenbelastung auf ein Minimum reduziert ist. Die Torsionsübungen stehen auch deshalb am Beginn des Übungsprogramms, weil man bis zu einer richtigen Durchführung der Bewegungen lange üben muß. Die Übungen erscheinen nur einfach, erfordern aber große Aufmerksamkeit und Körperkontrolle.

- Marjari, die Katze, wird als eine Übung empfohlen, die die Wirbelsäule in Beugung und Streckung mobilisiert, wobei die Muskeln im Bereich der Wirbelsäule entspannt und gedehnt werden. Diese Übung soll täglich durchgeführt werden.

- Weiter folgen Übungen im Sitzen (Saraw Hitta Asanas); dabei ist die Wirbelsäule, bedingt durch die Ausgangsstellung, schon mehr belastet. Alle Gelenke (auch die der Extremitäten) können in dieser Stellung günstig geübt werden.
  Die Übungen dienen auch der Kräftigung – besonders der rumpfstabilisierenden Muskulatur. In dieser Stellung beginnen die Haltungsübungen.

- Nun folgen weitere Übungen für die Verbesserung der Beweglichkeit und Kraft, besonders für den Bereich der Wirbelsäule.
  Häufig kommt man mit dem Üben in der ersten Woche bis zu MAKARASAN. Diese Übungen sollen auch in den folgenden Wochen zusätzlich zu den nächstfolgenden neuen Übungen durchgeführt werden.
  In den ersten vier Wochen kann man zum Beispiel bis KANDHARASAN üben. In den folgenden Wochen kommen dann immer weniger neue Übungen dazu, die schon anspruchsvoller sind und deren exaktes Üben mehr Zeit braucht.

- Es folgen Torsionsübungen in Bauchlage und weiter stufenweise aufbauende Übungen, bis zu den Übungen im Stand.

- Die wichtigste Übung der letzten vier Wochen ist die Serie von KATHU PRANAM, die auf die gesamte Muskulatur im Bereich der Wirbelsäule und auch auf den Bandapparat kräftigend und dehnend wirkt.
  Dieser Übung kann eine ganze Woche gewidmet werden, damit sie präzise erlernt wird und dadurch ihre volle Wirksamkeit erreicht.

– Nach dem sorgfältigen Üben des angegebenen Programms kann jeder sein eigenes Programm gemäß seinem Bedarf individuell zusammenstellen.
Zu den täglichen Übungen gehören aber immer: KATHU PRANAM, spezifische TORSIONS-ÜBUNGEN und DEHNUNG IN BAUCHLAGE.

– Im Anhang dieses Buches sind Übungen für die einzelne Wirbelsäulenabschnitte zusammengefaßt. Diese können als Hilfe bei der Auswahl der Übungen genommen werden, falls sich die Beschwerden auf bestimmte Bereiche konzentrieren.

– Haben Sie schon einmal Rückenbeschwerden gehabt, sollten Sie nie mehr mit dem Üben aufhören. Natürlich hat man manchmal mehr und manchmal weniger Zeit zum Üben, doch die tägliche Durchführung einiger Übungen sollte zu der gleichen Gewohnheit gemacht werden wie Essen, Trinken, Schlafen oder Duschen.
Die positiven Wirkungen der Übungen auf das allgemeine Wohlbefinden erleichtern die konsequente Durchführung der Übungen, so daß Sie das Üben nicht als Pflicht empfinden werden, sondern als ein tägliches Bedürfnis.

– Haben Sie Rückenschmerzen durch regelmäßiges Üben überwunden, können Sie mit der systematischen Übungsreihe »Yoga und das tägliche Leben«[1] beginnen und so auch zu schwierigeren Yogaübungen übergehen.

---

1 Paramhans Swami Maheshwarananda: Yoga und das tägliche Leben. Goldmann Taschenbuch 10445

Richtlinien für die richtige Durchführung der Yogaübungen

- Bauen Sie Ihre Übungsstunde in Ihr tägliches Programm so ein, daß Sie genügend Zeit und Ruhe haben. Empfehlenswert ist eine halbe Stunde Übung am Morgen, noch bevor die Alltagsarbeit beginnt, und eine halbe Stunde abends vor dem Schlafengehen. Wenn Sie sich diese Zeiten zur Gewohnheit gemacht haben, werden Sie bald merken, daß Sie nicht mehr darauf verzichten wollen:
  Die Wirkungen der morgendlichen Yogaübungen werden Sie den ganzen Tag über begleiten, so daß Sie Ihre Arbeit ruhig und konzentriert verrichten können. Die abendlichen Übungen verhelfen zu einem tiefen entspannten Schlaf, so daß sich mit der Zeit Ihr Schlafbedürfnis merkbar reduzieren wird.

- Nehmen Sie vor den Übungen eine warme Dusche, die neben der Körperreinigung eine entspannende und durchblutungsfördernde Wirkung hat.

- Lassen Sie sich in der Zeit, die Sie für die Übungen eingeplant haben, durch nichts stören. Versuchen Sie alle Gedanken, die Alltagsaufgaben und Probleme betreffen, soweit es geht auszuschalten, und widmen Sie sich ganz Ihren Übungen. Je besser das gelingt, umso wirksamer sind die Übungen, und der Erfolg wird nicht lange auf sich warten lassen.

- Die Übungen sollen in einem möglichst entspannten Zustand durchgeführt werden. Planen Sie daher Ihre Übungszeit so, daß Sie nicht unter Zeitdruck stehen. Stimmen Sie sich langsam durch körperliche und geistige Entspannung auf die Übungen ein – eventuell auch mit Hilfe von Musik.

- Lassen Sie sich beim Durchführen der Übungen Zeit. Üben Sie ohne Eifer und Ehrgeiz. Allein die Qualität der Durchführung ist wichtig, nicht die Quantität der durchgeführten Übungen.

- Üben Sie mit Geduld und erwarten Sie nicht, daß sich alle Erfolge sofort einstellen. Der Körper braucht Zeit, um zu lernen und sich entsprechend umzustellen. Sie werden merken, daß Übungen, die Ihnen in der ersten Übungswoche noch schwierig und undurchführbar erschienen, nach einigen Wochen Übungszeit mühelos gelingen. Bedenkt man die Zeit der jahrelangen Fehlhaltungen und -bewegungen, so wird Ihnen die Zeit der Wiederherstellung des muskulären Gleichgewichts und der Beweglichkeit sehr kurz erscheinen.

– Es braucht einige Zeit der Übung, bis Sie mit Ihrem Körper entsprechend umgehen können. Sie müssen lernen, in Ihren Körper hineinzuhören, um alle Körpersignale wahrzunehmen und darauf angepaßt zu reagieren. Die Übungen müssen daher ganz bewußt durchgeführt werden. Nur so können Sie selbst erkennen, welche Übungen für Sie hilfreich sind, und danach Ihr eigenes, individuelles Übungsprogramm zusammenstellen.

– Jede Übungsstunde fängt mit Atmung, Dehnen und Entspannen an, so wie es am Anfang der Übungsreihe beschrieben ist. Nehmen Sie sich nicht vor, Ihr Übungsprogramm unbedingt vollständig durchzuführen. Besser, Sie machen weniger Übungen in entspanntem Zustand und richtig durchgeführt, als viele Übungen unter Leistungsdruck.
Am Ende der Übungsstunde soll immer eine kurze Entspannung stehen – morgens eignet sich besonders die dynamische Entspannung.

– Sie können zuerst Bewegungen durchführen, die die ganze Wirbelsäule betreffen (Marjari, Torsionsübungen) und anschließend auf spezielle Bereiche eingehen.

– Bei schmerzhaften Verspannungen kann es manchmal hilfreich sein, den betroffenen Abschnitt zuerst durch entsprechende Übungen zu entspannen. Haben Sie starke Schmerzen, führen Sie die Bewegungen am besten zuerst in einem kleineren, schmerzfreien Bewegungsausmaß durch. Eine andere Möglichkeit der Übung bei schmerzhaften Bewegungen ist die Durchführung des mentalen Trainings: Man kann die Bewegung entweder nur teilweise – soweit es die Schmerzen zulassen – durchführen und die Übung in der Vorstellung vervollständigen, oder man stellt sich die ganze Bewegung rein mental vor. Nicht selten gelingen Bewegungen, zu denen man sich absolut nicht fähig fühlte, mit Hilfe der mentalen Bewegungsbereitschaft und Vorstellung.

- Führen Sie während des Tages immer wieder für einige Minuten einfache Bewegungen, die für Sie hilfreich sind, durch. Zur Vertiefung der Wirkung können Sie vorher 10–20 mal die Yoga-Vollatmung durchführen.

- Nehmen Sie sich 2–3mal pro Woche 20 Minuten für eine Entspannung – zum Beispiel Yoga Nidra – Zeit.

- Üben Sie nüchtern beziehungsweise 2–3 Stunden nach dem Essen.

- Wählen Sie einen Übungsplatz, der warm und gut gelüftet ist.

- Als Unterlage ist eine warme Decke oder eine andere isolierende Unterlage empfehlenswert.

- Die Kleidung soll bequem, locker und möglichst aus natürlichem Material sein.

TEIL B:

ÜBUNGEN

Entspannen durch Wechsel von Muskelanspannung und -entspannung

Grundstellung: Rückenlage, Beine etwas auseinander, Arme locker neben dem Körper, Handflächen nach oben gerichtet. Augen geschlossen, Lider entspannt.

Ist diese Lage unangenehm, kann man ein kleines Polster unter den Kopf oder unter die Knie legen.

Abb. 34

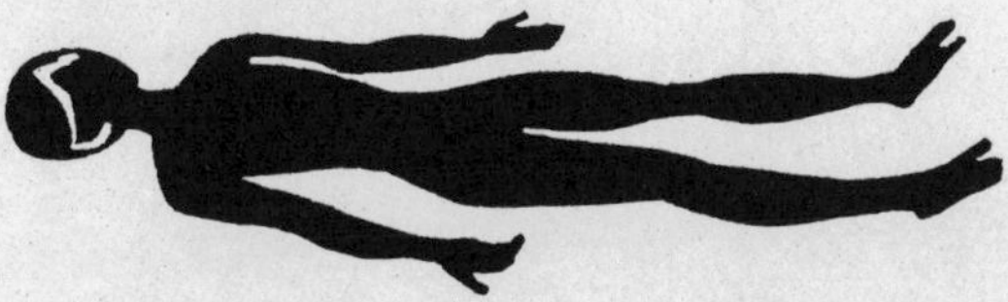

Die Aufmerksamkeit auf einen ruhigen, tiefen Atemvorgang richten und während der Muskelan- und entspannungen die entspannte Atmung stets beibehalten.

Die An- und Entspannung einer Muskelgruppe 3–5 mal wiederholen.

Nach jeder Anspannung die darauf folgende Entspannung bewußt nachempfinden.

- Zehen einkrallen – wieder locker lassen.
- Füße in Richtung Knie hinaufziehen – locker lassen
- gestrecktes Bein etwas vom Boden heben – wieder locker lassen
- Bein fest gegen die Unterlage drücken – locker lassen
- mit dem anderen Bein wiederholen
- Faust machen – locker lassen

- gestreckten Arm etwas vom Boden heben – locker lassen
- Arm gegen die Unterlage drücken – locker lassen
- Kopf leicht abheben – zurücksinken lassen
- Kopf gegen die Unterlage drücken – locker lassen
- Stirn runzeln, Nase rümpfen, Lippen zusammenpressen, Augen zusammenkneifen
- das ganze Gesicht wieder völlig entspannen
- EINATMEN und Kopf, Arme, Schultern, Lendenwirbelsäule und Beine fest gegen den Boden drücken;
- ATEM ANHALTEN und die Spannung aller betroffenen Muskeln bewußt fühlen;
- AUSATMEND die Spannung lösen.
- RUHIG ATMEND die vertiefte Entspannung des ganzen Körpers wahrnehmen.

Nach einiger Zeit langsam zu der folgenden Übung übergehen.

Entspannung und Atembewußtsein

Ist der ganze Körper gut entspannt, richtet man seine Aufmerksamkeit langsam auf seine Atembewegungen:

- spüren, wie sich bei der EINATMUNG der Bauch vorwölbt und der Brustkorb weiter wird,
- spüren, wie sich bei der AUSATMUNG der Bauch wieder hinunter bewegt und der Brustkorb schmaler wird.
- beobachten, wie sich bei jeder Ausatmung die Entspannung des ganzen Körpers vertieft.
  EINATMEND das Atembewußtsein vom Nabel zur Kehle,
  AUSATMEND das Atembewußtsein von der Kehle zum Nabel führen.

Einübung der Yoga-Vollatmung

Grundstellung: Rückenlage, Arme locker neben dem Körper, Handflächen nach oben, Beine gebeugt oder gestreckt, Augen geschlossen.

Variation a)
- Eine Handfläche auf den Bauch legen und die Bewegung der Bauchdecke bei der Ein- und Ausatmung beobachten: sie hebt sich bei der Einatmung und senkt sich wieder bei der Ausatmung.
- Die Handflächen seitlich auf die Rippen legen und beobachten, ob und wie weit sich die Rippen unter den Händen bewegen; ob sich der Brustkorb bei der Einatmung dehnt und bei der Ausatmung schmaler wird.
- Eine Hand knapp unter die Schlüsselbeine legen und die Bewegung des oberen Teils des Brustkorbes wahrnehmen; bei der Einatmung kommt es zu einer Dehnung des oberen Brustkorbbereiches, und bei der Ausatmung wird er wieder schmaler.

Variation b)
- Ruhig und tief atmen und die Atembewegungen wahrnehmen.
- Nach 5–6 Atemzyklen die Arme seitlich ca. 45° vom Körper wegbewegen, dabei aber stets auf dem Boden liegen lassen.
- Nach 5–6 Atemzyklen die Arme um weitere 45° nach oben bewegen, so daß sie sich in Schulterhöhe befinden.
- Die Arme weiter nach oben bewegen, bis sie neben dem Kopf liegen.
- Bei jeder Veränderung der Lage der Arme wahrnehmen, wie sich die Atmung verändert: sie wird immer tiefer und deutlicher im Bauchbereich spürbar.
- AUSATMEND die Arme langsam in einem Bogen seitwärts zurückführen.

Abb. 35

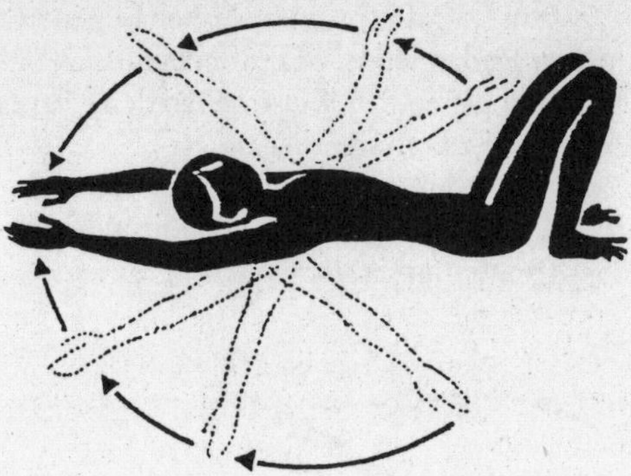

Variation c)

– EINATMEND die Arme langsam in einem weiten Bogen seitwärts bewegen und über dem Kopf auf den Boden legen.
  Die Übung beginnt mit der Bauchatmung und geht fließend, entsprechend der Armbewegung, zur Brust- und Schlüsselbeinatmung über.
– AUSATMEND die Arme wieder langsam neben den Körper bringen.
  Die Ausatmung beginnt im Schlüsselbeinbereich und geht fließend in den Brust- und Bauchbereich über.

Dies ist eine Runde. 5–10mal wiederholen, den Atem fühlen und kontrollieren, damit die Atmung möglichst tief und vollkommen ist.

Abb. 36

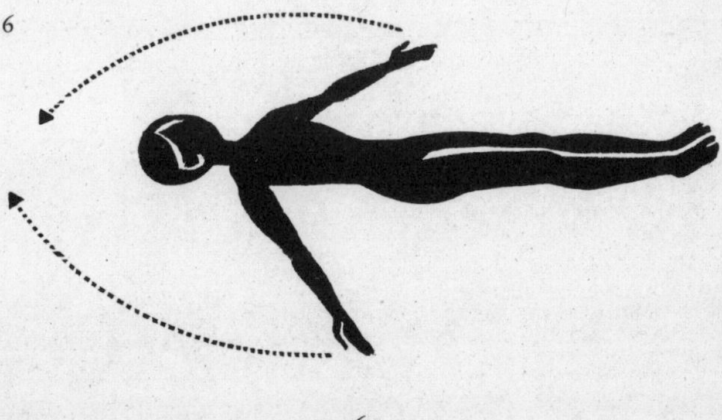

Variation d)

– EINATMEND die Arme parallel in einem hohen Bogen heben und über dem Kopf auf den Boden legen, Handflächen nach oben gerichtet.
– AUSATMEND Arme in derselben Weise neben den Körper zurückführen, Handflächen auf den Boden legen.

5–10mal wiederholen, alle drei Atmungsarten (Bauch-, Brust- und Schlüsselbeinatmung) spüren und beobachten, wie sich schon nach dieser Übung das Atemvolumen vergrößert.

Abb. 37

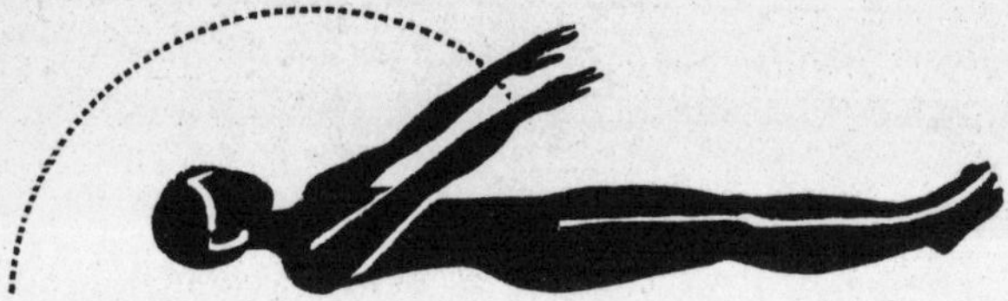

Bei Rückenschmerzen (durch funktionelle Störungen der Wirbelsäule verursacht) ist es wichtig, den Körper zuerst durch Dehnen und Entspannen für alle weiteren Übungen vorzubereiten und jedes Üben liegend zu beginnen; so wird die Wirbelsäule geschont. Erst später beginnt man auch sitzend und stehend zu üben.

Dehnung in der Rückenlage

Variation a)
Grundstellung: Arme gestreckt hinter dem Kopf auf dem Boden.

- EINATMEND den ganzen Körper kräftig dehnen, die Beine (Fersen) in eine Richtung, die Arme in die entgegengesetzte Richtung. Zugleich den Rücken zum Boden drücken, so daß auch die Hals- und die Lendenwirbelsäule möglichst in ihrer gesamten Länge aufliegen.
- TIEF ATMEND eine Zeitlang in dieser Lage verbleiben.
- AUSATMEND die Arme zurück neben den Körper legen, den ganzen Körper entspannen und der Wirkung der Übung bewußt nachspüren.

3–5mal wiederholen.

Abb. 38

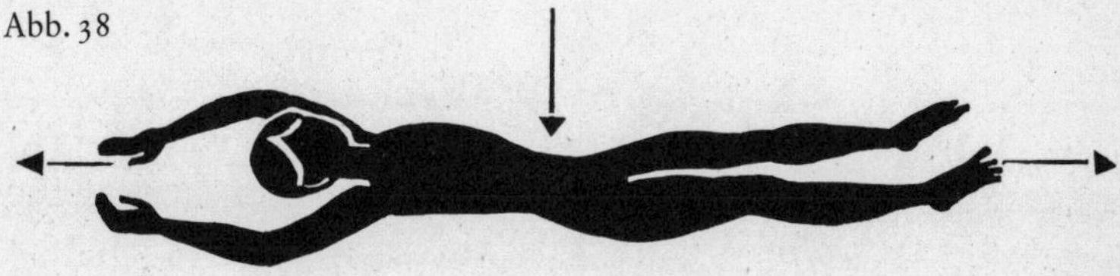

Variation b)
Grundstellung: Unterarme über der Brust gekreuzt, Handflächen auf die Ellbogen gelegt.

Abb. 39

– EINATMEND die so verschränkten Arme über dem Kopf auf den Boden legen. Die Dehnung im Bereich der Schultern, des Nackens und der Schulterblätter fühlen. Achtung: den Kopf dabei nicht nach hinten strecken – der Nacken soll lang bleiben.
– AUSATMEND die gekreuzten Arme zurück auf den Bauch legen.

3–5mal im Atemrhythmus wiederholen.

Abb. 40

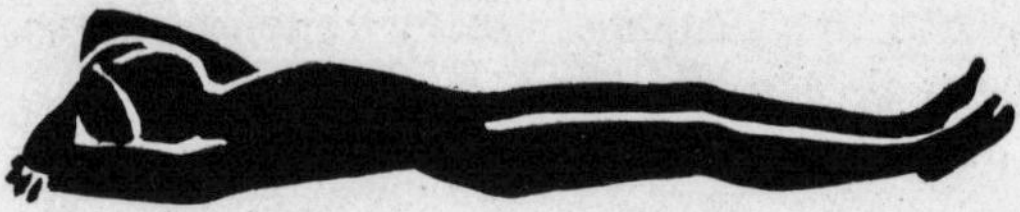

Lockerung des Schulterbereichs

Grundstellung: Entspannte Rückenlage, die Arme sind vor dem Körper verschränkt.

- EINATMEND die verschränkten Arme über der Brust hochheben.
- AUSATMEND die verschränkten Arme nach links bewegen, bis der linke Oberarm auf dem Boden liegt. Den Kopf dabei leicht nach rechts drehen, um die Nackenmuskulatur zu dehnen.
- EINATMEND die Arme und den Kopf zur Mitte bewegen.
- AUSATMEND die Bewegung kontinuierlich in Gegenrichtung fortsetzen.

3–5mal wiederholen, dann in der Rückenlage eine Zeitlang ruhig atmend beobachten, wie sich die gedehnten Bereiche mit jedem Ausatmen mehr und mehr entspannen und wie sich die Empfindungen in der Wirbelsäule mit der zunehmenden Entspannung verändern.

Sich die Elastizität oder im Gegenteil die Steifheit der Wirbelsäule am Anfang des Übens bewußt machen, um danach vergleichen zu können.

Abb. 41

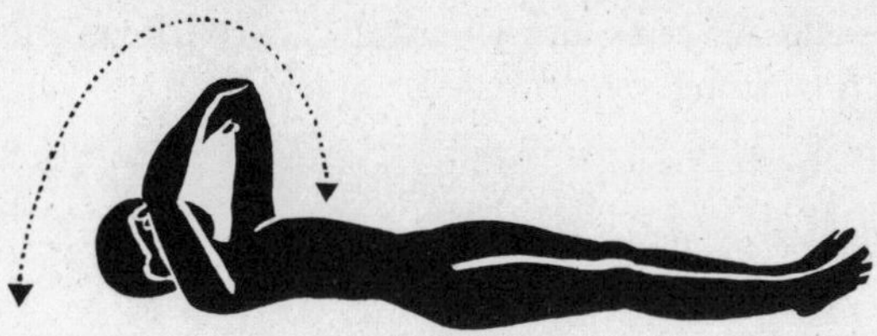

Einleitung zu den Torsionsübungen

Die Torsionsübungen trainieren systematisch alle Muskeln, die für eine gute Statik und Bewegungsfunktion der Wirbelsäule sorgen.

Allgemein gesagt, dreht sich bei allen Torsionsübungen der Kopf in eine und das Becken und die Beine gleichzeitig in die andere Richtung.

Die Stellung der Beine ändert sich je nach den Variationen und bestimmt die Stelle, wo die Hauptdrehung der Wirbelsäule stattfindet.

Drehbewegungen wirken sich besonders günstig auf die verkürzten, verspannten Muskeln der tiefen Schichten der Rückenmuskulatur aus, die oft Ursache der Rückenschmerzen sind.

Diese einfachen und sehr wirksamen Übungen aktivieren bei richtiger Durchführung nicht nur die gesamte Muskulatur im Bereich der Wirbelsäule, sondern sie haben auch eine sehr positive Wirkung auf Bänder, Gelenke und die Durchblutung in diesem Bereich.

Die Übungen eignen sich für Menschen jeden Alters. Schmerzen oder Steifheit verschwinden manchmal schon unmittelbar beim Üben. Torsionsübungen sollen täglich durchgeführt werden. Jeder Übende wird nach einiger Zeit selbst erkennen, welche der Torsionsübungen für ihn am hilfreichsten sind. Sie sollten dann häufiger geübt werden.

Diese Übungen sind nicht geeignet für Leute mit Bandscheibenvorfall!

Um die volle Wirkung der Übungen zu erreichen, müssen einige Grundregeln beachtet werden.

Grundregeln für die Torsionsübungen

1. Vor der Übung soll der ganze Körper gestreckt, gedehnt und nachfolgend entspannt werden.
2. Die Bewegungen ganz langsam und gleichmäßig durchführen. Die Drehung wirkt auf die tiefsten Schichten der Rückenmuskulatur ein und ist umso wirksamer, je langsamer sie durchgeführt wird.
3. Die Endstellung der Dehnung soll nie mit Schwung oder Gewalt erzwungen werden. Wenn sich die Muskelfunktion im Laufe der Zeit verbessert, wird sich der Bewegungsumfang von selbst vergrößern.
4. Die Kopf- und Beinbewegungen sollen gut koordiniert durchgeführt werden. Das heißt, daß Kopf und Beine die Dehnstellung und die Mittellage zugleich erreichen sollen.
5. Die Schultern und Arme sollen stets auf dem Boden liegen bleiben. Es hat also keinen Sinn, daß zum Beispiel die linke Schulter vom Boden gehoben wird, damit die Beine auf der rechten Seite den Boden erreichen. Das ist eine Ausweichbewegung, die die Drehung der Wirbelsäule nicht verstärkt.
6. Vor der Durchführung der Torsionsübung soll darauf geachtet werden, daß die Wirbelsäule gerade und möglichst gestreckt ist. Dabei ist die Vorstellung oft hilfreich, daß ein Faden den Hinterkopf hinaufzieht (dabei streckt sich die Halswirbelsäule) und ein Faden am Ende der Wirbelsäule nach unten zieht (dadurch wird die Lendenwirbelsäule flacher auf dem Boden liegen). Während der gesamten Übung soll eine vermehrte Lordose in der Halswirbelsäule vermieden werden, das bedeutet: der Kopf soll nicht nach hinten gestreckt werden. Ebenso soll eine vermehrte Lordose der Lendenwirbelsäule (Hohlkreuz) verhindert werden.
7. Jede Variation soll 3–5mal durchgeführt werden. Nach jeder Variation ist eine gute Entspannung des ganzen Körpers sehr wichtig. (Besonders die dynamische Entspannung, s. S. 79).
8. Die Bewegungen sollen mit der Atmung koordiniert werden. Die Atmung kann die Wirkung der Übung wesentlich verstärken.
   Es gibt mehrere Möglichkeiten der Atemkoordination:
   – AUSATMEND die Drehung durchführen,
     EINATMEND zur Grundstellung zurückkehren.
   – EINATMEND die Drehung durchführen,

Ausatmend zur Grundstellung zurückkehren.

- Die Drehung durchführen und eine Zeitlang normal Atmend in der Torsion verharren und beobachten, wie sich die Muskeln beim Ein- und Ausatmen abwechselnd dehnen und entspannen.
- Nach der Einatmung Atem anhalten und sich ein- oder mehrmals von einer Seite zur anderen drehen. Es darf aber keine Atemnot entstehen.

  Die Drehungen sollen nur so oft durchgeführt werden, solange der Atem mühelos angehalten werden kann.

  Herzkranke und Menschen mit hohem Blutdruck dürfen diese Variation nicht durchführen!
- *Die Übungen sollen stets in einem entspannten Geisteszustand durchgeführt werden.*

Torsion in Rückenlage

Grundstellung: Rückenlage. Die Wirbelsäule ist gerade und möglichst gestreckt. Die Arme werden seitwärts gestreckt auf den Boden gelegt, die Handflächen sind nach oben gerichtet. Die Augen sind geschlossen und die Konzentration ist auf die Empfindungen längs der Wirbelsäule gerichtet.

Die Stellung der Beine ändert sich bei jeder Variation der Torsionsübungen.

Drehung:
- AUSATMEND die Beine nach rechts und den Kopf gleichzeitig nach links drehen, so daß sich das Kinn über der linken Schulter befindet. Der Nacken soll dabei gedehnt bleiben. Die rechte Schulter bleibt am Boden, die linke Beckenseite hebt sich vom Boden ab.
- EINATMEND Beine und Kopf langsam und gleichzeitig wieder zur Grundstellung zurückführen.
- AUSATMEND ohne Unterbrechung die Bewegung auf der anderen Seite fortsetzen, das heißt Beine nach links und Kopf nach rechts drehen.

Die Drehung 3–5mal wiederholen.

Die Durchführung der Drehung und die Anpassung der Atmung bleibt für alle Variationen der Drehung gleich. Die Übungen unterscheiden sich nur durch die Beinstellung, die die Intensität der Drehung und die Lokalisation der Hauptbewegung bestimmt. Nach jeder Variation soll der ganze Körper gut entspannt werden. (Dynamische Entspannung, s. S. 79.)

Drehung mit gebeugten Knien in Rückenlage

Variation a)
Beinstellung: Knie gebeugt, Beine geschlossen, Fußsohlen am Boden möglichst nahe am Gesäß.

Abb. 42

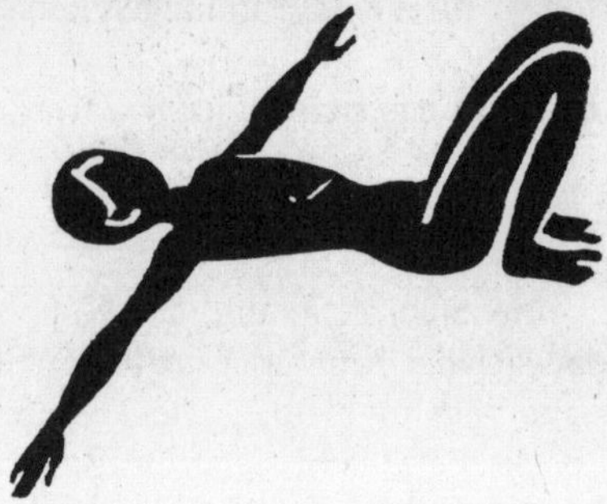

Beine bleiben während der Bewegung geschlossen. In der Endphase der Drehung liegt das rechte Bein auf dem linken und umgekehrt. Auch das rechte Gesäß hebt sich vom Boden und nimmt an der Bewegung teil.

Die Drehung soll langsam durchgeführt werden – die Bauchmuskulatur muß das Tempo und den Umfang der Bewegung kontrollieren.

3–5mal wiederholen.

Dynamische Entspannung in Rückenlage (s. S. 79).

Abb. 43

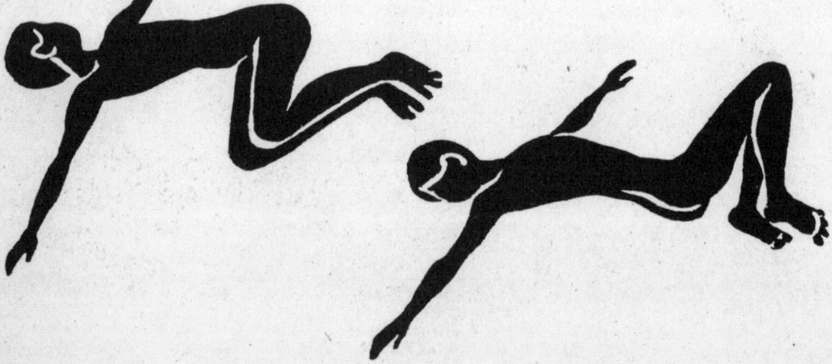

Variation b)
Beinstellung: Knie gebeugt, Fußsohlen am Boden ca. 50 cm voneinander entfernt. Beim Drehen nähert sich ein Knie der anderen Ferse.

Abb. 44

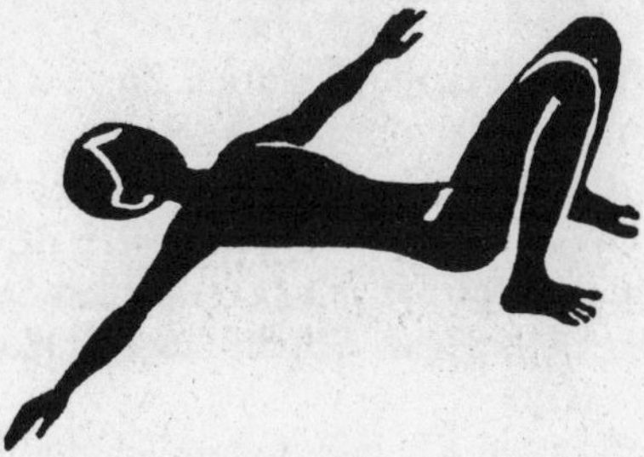

Versuchen Sie *mit beiden* Knien möglichst nahe zum Boden zu kommen, doch ohne Kraft oder Schwung. Vorsichtig üben, mit Rücksicht auf den Zustand der Wirbelsäule und der Hüftgelenke, auf die diese Übung sehr stark wirkt.

3–5mal wiederholen.

Dynamische Entspannung in Rückenlage (s. S. 79).

Abb. 45

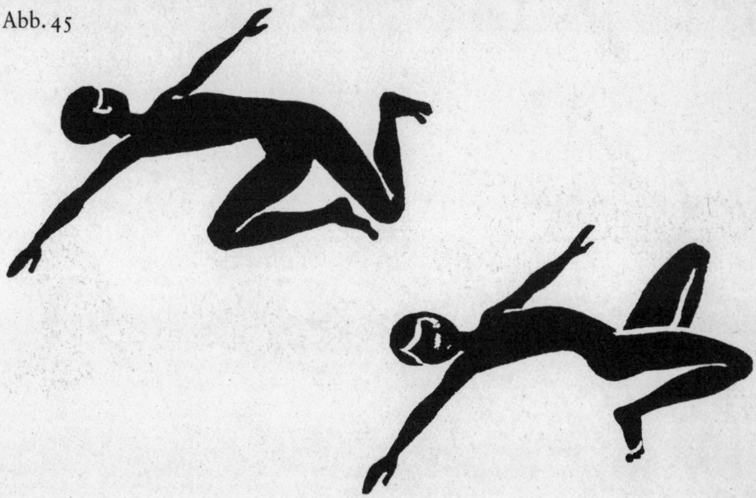

Drehung mit der Ferse auf den Zehen

Beinstellung: Eine Ferse ist zwischen die große Zehe und die zweite Zehe des anderen Fußes eingekeilt. Bei der Drehung sollen beide Beine gestreckt bleiben.

Beim Drehen entsteht ein besonders starker Zug auf den gegenüberliegenden Arm, der aber nicht vom Boden gehoben werden soll.

Bei der asymmetrischen Beinstellung stellt man oft fest, daß die Drehung auf einer Seite schwieriger durchzuführen ist. In diesem Fall führt man die Drehung öfter auf der betreffenden Seite durch. Bei täglicher regelmäßiger Übung wird sich die Beweglichkeit mit der Zeit ausgleichen.

3–5mal wiederholen, dann die Beinstellung wechseln und fortsetzen. Entspannung.

Abb. 46

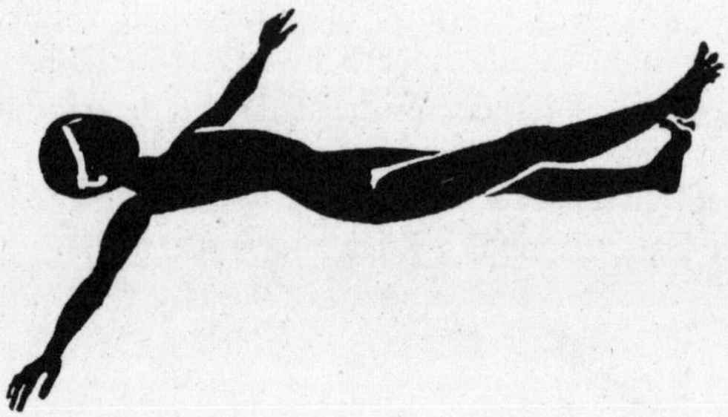

Dynamische Entspannung in Rückenlage

Bei dieser Entspannungstechnik kommt es wieder zu einem abwechselnden An- und Entspannen der Muskulatur, aber gleichzeitig auch zu einer kleinen Bewegung des Körpers. Nach dieser Anspannung, die maximal sein soll, läßt sich die Muskulatur wesentlich besser und bewußter entspannen.

Diese Entspannungsform soll nach jeder Torsionsübung in Rückenlage durchgeführt werden.

Grundstellung: Rückenlage

- EINATMEND *gleichzeitig* den Brustkorb nach oben wölben, bis nur noch Gesäß und Scheitel den Boden berühren (der Blick ist nach hinten gerichtet);
- Knie etwas anbeugen (Fersen bleiben auf dem Boden) und alle Muskeln der Füße, der Beine und die Gesäßmuskeln anspannen;
- Ellenbogen etwas beugen, Fäuste ballen und Ellenbogen gegen die Unterlage drücken;
- Stirn runzeln, Nase rümpfen, Lippen zusammenpressen, Augen zusammenkneifen;
- kurz ATEM ANHALTEND die Spannung im ganzen Körper fühlen.
- AUSATMEND den ganzen Körper wieder entspannen.

3mal wiederholen, dann eine Zeitlang ruhig liegen bleiben und die Wirkung der Übung wahrnehmen.

Abb. 47

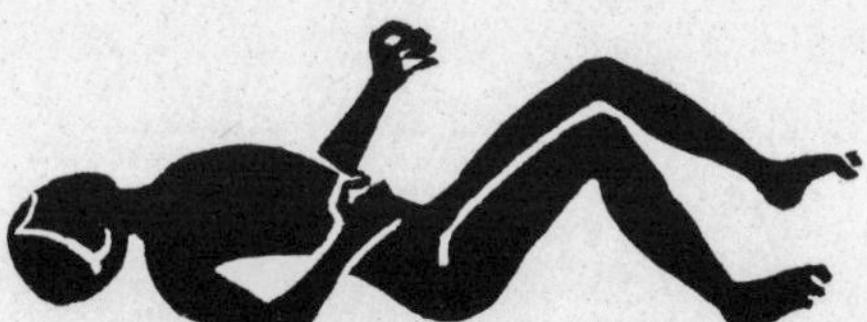

MARJARI (Katze

Grundstellung: VAJRASAN (Fersensitz). Der Rumpf ist aufrecht. Kopf, Hals und Rücken sind in einer Geraden, Hände auf die Oberschenkel legen. Die Bauchmuskeln leicht anspannen, so daß kein Hohlkreuz entsteht. Die Augen sind geschlossen und die Konzentration ist auf die Entspannung der Wirbelsäule gerichtet.

Variation a)

- EINATMEND mit aufrechtem Rumpf und nach vorn gestreckten Armen den Kniestand einnehmen; sich nur durch das Zusammenziehen der Gesäß-, Bauch- und Oberschenkelmuskeln langsam und gleichmäßig heben, ohne Vorbeugen oder Schwung.
- AUSATMEND sich langsam vorbeugen, Hände genau unterhalb der Schultern auf den Boden stellen (Arme und Oberschenkel im rechten Winkel zum Boden), den Rücken nach oben krümmen (Katzenbuckel), den Kopf zwischen den Armen hängen lassen. Die Ausatmung mit dem Einziehen des Bauches beenden.
- EINATMEND den Rücken in der Gegenrichtung durchdrücken (Hohlkreuz, Pferderücken), die Bauchmuskeln entspannen und tief mit dem Leib einatmen. Den Kopf leicht zurückbeugen, den Blick nach oben richten (der Brustkorb ist möglichst weit gedehnt).
  Diese zwei Stellungen (Katzenbuckel – Hohlkreuz) langsam und harmonisch im Atemrhythmus 3–4mal wiederholen, mit bewußtem Fühlen, wie Bewegung und Atem auf die Wirbelsäule wirken und der Atem sich durch die Bewegung vertieft.
- EINATMEND Kniestand einnehmen, Arme vorgestreckt.
- AUSATMEND den Fersensitz einnehmen, wieder mit aufrechtem Rumpf, ohne Vorbeugen oder Schwung, nur durch das Anspannen der Gesäß-, Bauch- und Oberschenkelmuskeln.

Dies ist eine Runde; 3mal wiederholen.

Abb. 48

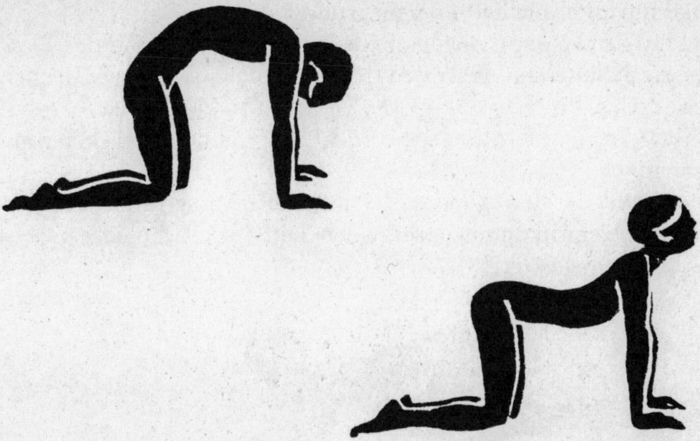

Variation b)
Dieselbe Übung, nur stützt man sich auf die Unterarme (der Kopf und der Oberkörper sind jetzt tiefer als das Becken).
3mal wiederholen.

Abb. 49

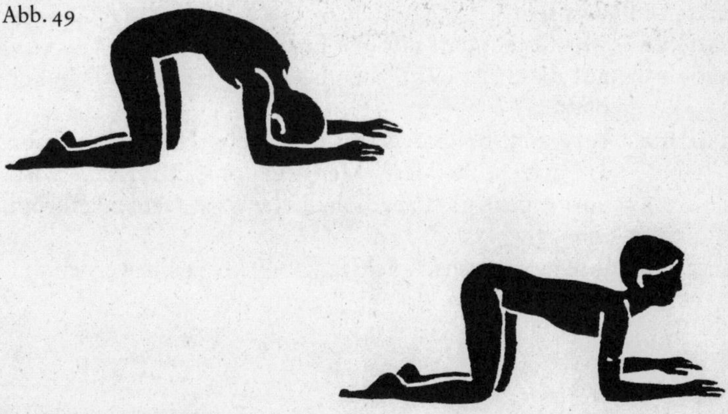

Variation c)

- In derselben Stellung (auf die Unterarme gestützt) die Füße heben, sodaß nur die Knie den Boden berühren.
- EINATMEND die angehobenen Füße zur Seite drehen und den Blick über die Schulter auf die Fersen richten, so daß die Wirbelsäule sich leicht dreht.
- AUSATMEND in die Mittellage zurückkehren und den Rücken rund machen.
- EINATMEND die Bewegung in die andere Richtung fortsetzen.

3–5mal im Atemrhythmus nach beiden Seiten wiederholen.

Abb. 50

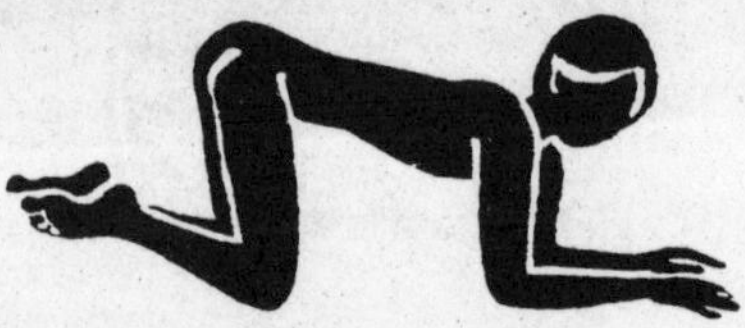

Entspannung in bequemer Rückenlage.

Diese Übung soll täglich durchgeführt werden.

Wirkung:

Außer dem Einüben der tiefen Bauchatmung entspannt diese Übung die Muskulatur entlang der gesamten Wirbelsäule und macht sie gelenkig und elastisch.

Variation a) wirkt besonders auf den Lendenbereich,

Variation b) auf die Brustwirbelsäule bis in die Höhe der Schulterblätter,

Variation c) entspannt besonders den Kreuzbereich, hilft bei Kreuzschmerzen, mildert Menstruationsschmerzen, wirkt vorbeugend gegen pathologische Wirbelsäulenverkrümmungen.

Kann auch während der ganzen Schwangerschaft geübt werden.

Einleitung zu SARAW HITTA ASAN

SARAW heißt alle, HITTA heißt gut.

Das bedeutet, daß Saraw Hitta Asan für alle Teile des Körpers gut ist. Die Übungen sind einfach, sehr wirkungsvoll und können ohne Schwierigkeiten von jedem durchgeführt werden.

Die ganze Übungsfolge von SARAW HITTA ASAN ist im ersten Teil des Buches »Yoga und das tägliche Leben«[1] von Paramhans Swami Maheshwarananda ausführlich beschrieben.

Hier finden Sie die Übungen aus dieser Übungsreihe, die speziellen Einfluß auf den Bereich der Wirbelsäule haben.

Außer den Übungen aus Saraw Hitta Asan sind in diesem Sinn auch einige einfachere Übungen aus anderen Teilen von »Yoga und das tägliche Leben« ausgewählt.

Für die Übungen, die als Ausgangsstellung den Langsitz haben, ist folgendes zu beachten:
Grundstellung: Sitz mit aufrechtem Oberkörper und gestreckten, aber entspannten Beinen; Beine und Rumpf bilden einen rechten Winkel. Die Handflächen sind hinter dem Körper seitlich auf dem Boden aufgestützt, die Ellenbogen gestreckt, die Finger sind nach hinten gerichtet oder zeigen nach außen.

- Einatmend den Kopf und den gesamten Rumpf aus der Taille nach oben strecken,
- Ausatmend den Körper entspannen, ohne die aufrechte Haltung zu verlieren.

Abb. 51

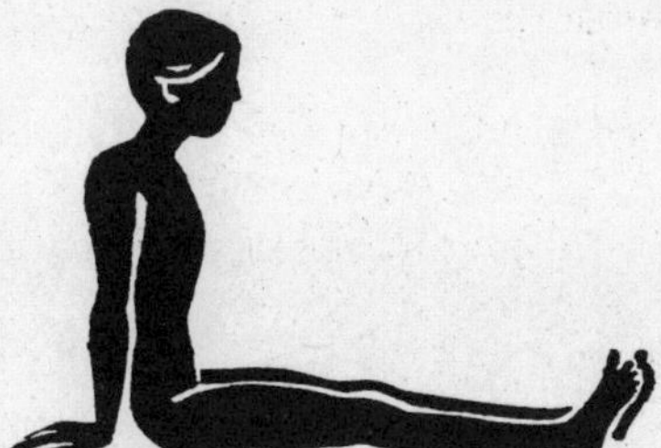

1 Paramhans Swami Maheshwarananda: Yoga und das tägliche Leben. Goldmann Taschenbuch 10445

Diese Stellung ist für viele Menschen nicht leicht einzunehmen. Ursache dafür sind verkürzte Muskeln auf der Hinterseite der Oberschenkel und eine geschwächte Rückenmuskulatur, bedingt durch eine schlechte Körperhaltung. Die verkürzte hintere Oberschenkelmuskulatur zieht im Langsitz das Becken nach hinten und macht dadurch ein aufrechtes Sitzen schwierig bis unmöglich.

Durch regelmäßiges Üben löst sich die verkrampfte Beinmuskulatur, so daß ein gerader Sitz, ohne Abstützen der Hände, durch gleichmäßige Spannung von Bauch- und Rückenmuskulatur möglich ist, was sich dann auch auf die aufrechte Haltung im Stehen positiv auswirken wird.

Da es bei den Übungen immer sehr wichtig ist, daß die Wirbelsäule gerade ist, ist es bei verkürzter Muskulatur besser, die Stellung durch leichtes Anbeugen der Knie zu halten, als den Oberkörper zurückzulehnen. Man kann auch ein zusammengerolltes Handtuch unter die Knie legen, oder sich auf ein niedriges Kissen setzen. Mit der Zeit soll man aber versuchen, die Beine gestreckt zu halten.

Entspannung des Nackens und der Halswirbelsäule

Grundstellung: Sitz mit aufrechtem Oberkörper, gestreckten Beinen und aufgestützten Händen, der ganze Körper ist entspannt.

Variation a)
- EINATMEND den Kopf möglichst weit nach oben ziehen.
- AUSATMEND den Kopf langsam nach links neigen, bis das Ohr die linke Schulter berührt. Die Dehnung der rechten Halsmuskulatur bewußt wahrnehmen.
- EINATMEND langsam in die Grundstellung zurückkehren.
- AUSATMEND kontinuierlich die Bewegung zur rechten Schulter fortsetzen.

Die Übung 6–10mal langsam im Atemrhythmus wiederholen.

Variation b)
- EINATMEND den Kopf möglichst weit nach oben ziehen.
- AUSATMEND den Kopf langsam nach vorn bewegen, bis das Kinn das Brustbein berührt. Die Dehnung der Muskeln des Nackens und entlang der Wirbelsäule bewußt wahrnehmen.
- EINATMEND den Kopf heben und langsam den Kopf nach hinten bewegen. Nun die Dehnung der Halsmuskulatur wahrnehmen.

Die Übung 6–10mal im Atemrhythmus wiederholen.

Achtung: Ist diese Bewegung beim Zurückbeugen schmerzhaft, dann bewegen Sie sich nur innerhalb der Schmerzgrenze! Die Übung darf nicht schmerzhaft oder unangenehm sein.

Abb. 52

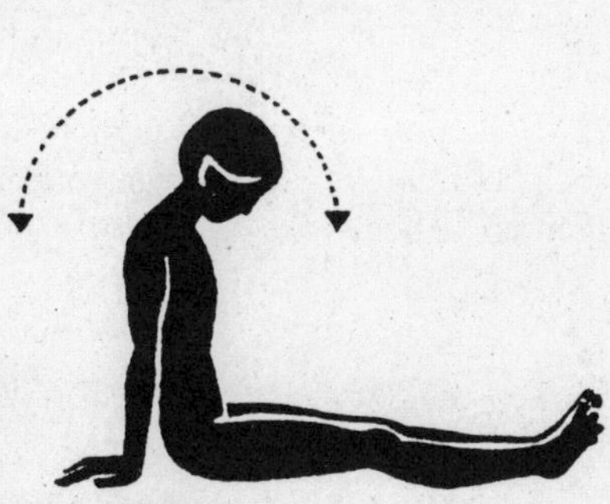

Variation c)
Diese Variation ist eine Kombinationsbewegung aus den beiden vorangegangenen Variationen. Nun wird der Kopf *langsam* im *Atemrhythmus* gekreist. Es soll nur die Muskulatur angespannt werden, die für die Durchführung der Bewegung notwendig ist.

Das Vorrollen des Kopfes wird stets mit der AUSATMUNG verbunden, das Zurückrollen mit der *Einatmung*. Die Übung soll ganz konzentriert aber entspannt durchgeführt werden und darf nicht unangenehm sein.

Den Kopf 5–10mal links- und rechtsherum kreisen.

Achtung: Bei Auftreten von Schwindel oder Schmerzen soll die Übung nicht durchgeführt werden. In diesem Fall ist es besser, nur mit Variation a) und b) zu beginnen und Variation c) erst später durchzuführen.

Abb. 53

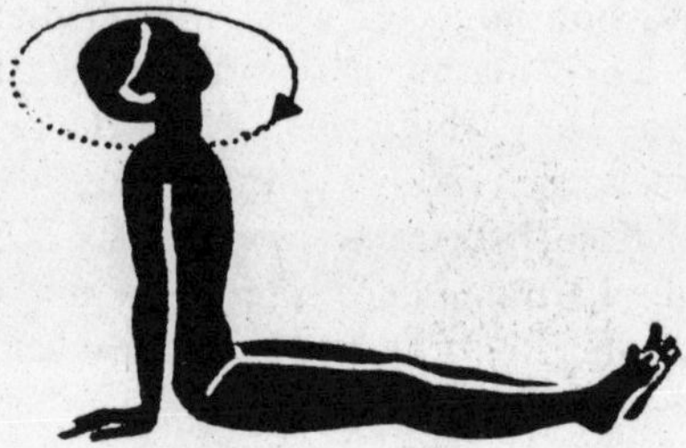

Wirkung: Die Übungen entspannen den gesamten Hals- und Nackenbereich und kräftigen die für die richtige Kopfhaltung notwendigen Muskeln.

Diese Übungen sind auch tagsüber sehr nützlich, wenn sich durch eine stereotype Arbeitshaltung Verspannungen und dadurch verursachte Kopfschmerzen einstellen.

Seitliche Streckung des Rumpfes

Grundstellung: Sitz mit aufrechtem Oberkörper und gestreckten Beinen. Finger im Nacken verschränkt. Ellenbogen nach hinten gedrückt.

Variation a)
- AUSATMEND den Oberkörper nach links beugen; die Bewegung in der Halswirbelsäule beginnen und fühlen, wie sich ein Wirbel nach dem anderen beugt, besonders im Bereich der Schulterblätter. Den dadurch entstehenden Zug kann man bis in die Lendenwirbelsäule spüren. Das Becken nicht vom Boden heben!
- EINATMEND sich langsam aufrichten.
- AUSATMEND den Oberkörper nach rechts beugen.
- EINATMEND sich langsam aufrichten.

10mal abwechselnd links und rechts durchführen.

Abb. 54

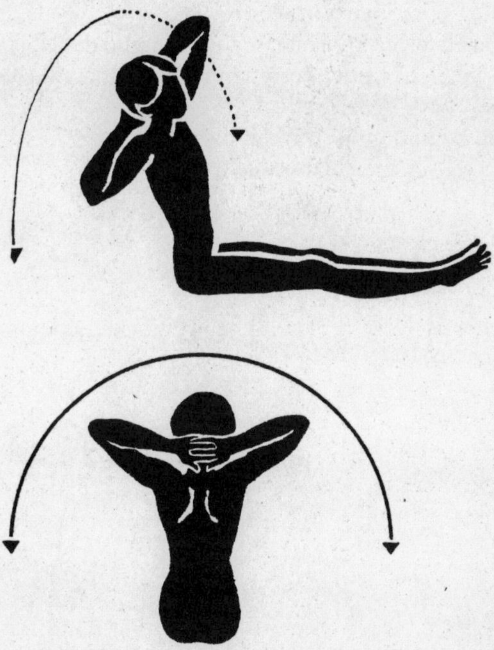

Variation b)
In der Beugestellung eine Zeitlang mit tiefer YOGA-VOLLATMUNG verharren und die Dehnung der Muskulatur im Bereich der Wirbelsäule dadurch vergrößern.

Variation c)
- AUSATMEND den rechten Ellenbogen dem linken Knie nähern und umgekehrt.
- EINATMEND wieder zurückkommen.

3mal wiederholen

Das Seitwärtsbeugen ist ziemlich anstrengend. Deshalb übt man entspannt und langsam, mit Konzentration auf alle Teile der Wirbelsäule, auf die die Bewegung wirkt.

Wirkung:
Die Übung wirkt bis zu den tiefsten Muskelverbindungen zwischen den einzelnen Wirbeln, löst Kontrakturen und erhöht die Beweglichkeit zwischen den einzelnen Wirbeln.

Manchmal läßt die Blockade schon während des Übens hörbar nach und die Beweglichkeit der betreffenden Stelle der Wirbelsäule verbessert sich.

Variation b) und c) verstärken diese Wirkung.

Schulterkreisen

Grundstellung: aufrechter Sitz mit gestreckten Beinen. Fingerspitzen auf den Schultern, Ellenbogen sind in Schulterhöhe.

Variation a)
Mit beiden Schultern gleichzeitig kreisen:
– EINATMEND nach vorn aufwärts,
– AUSATMEND nach hinten abwärts,
dann umgekehrt:
– EINATMEND nach hinten aufwärts,
– AUSATMEND nach vorn abwärts.
Entspannung in MAKARASAN (siehe folgende Seite)

Abb. 55

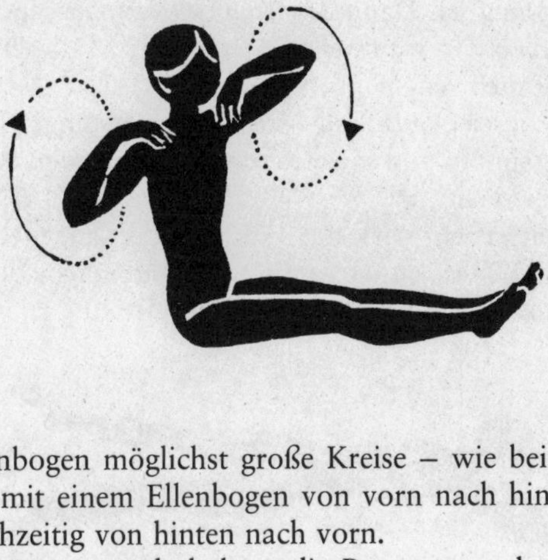

Variation b)
Mit den Ellenbogen möglichst große Kreise – wie beim Kraulen – beschreiben: mit einem Ellenbogen von vorn nach hinten, mit dem anderen gleichzeitig von hinten nach vorn.

Den Oberkörper gerade halten; die Bewegung geht nur von den Schultergelenken und Armen aus.

In beiden Richtungen eine Zeitlang kreisen.

Wirkung:
Die Übung macht die Schultergelenke beweglicher, lockert den oft steifen Hals- und Schulterblätterbereich, begradigt den Rundrücken, hilft den ganzen Rücken zu strecken, stärkt die schlaffe Oberschicht der Rückenmuskeln und die geschwächten Zwischenrippenmuskeln.

MAKARASAN (entspannte Bauchlage)

Grundstellung: Bauchlage
- Beine auseinander, Zehenspitzen nach außen gedreht, sodaß die Innenkante der Fußsohlen den Boden berührt.
- Unterarme überkreuzen (die linke Hand liegt auf der rechten Schulter und umgekehrt) und sich auf die Ellenbogen stützen. Die Ellenbogen möglichst weit vor den Körper schieben, um sich von der Taille heraus noch mehr zu dehnen und entspannen.
- Stirn auf die gekreuzten Unterarme legen.
- In dieser Stellung ruhig und tief atmen. Bei der EINATMUNG die Massagewirkung auf den Bauch und die Bauchorgane wahrnehmen, die durch die Atmung entsteht. Die Atmung auf der Hinterseite des Brustkorbes spüren, wo sie meist nicht tief genug ist. Dann die Atembewegungen auch im Lenden- und Kreuzbereich wahrnehmen und die Muskulatur mit jeder Ausatmung mehr entspannen.

Man kann in dieser Lage lokale Muskelverspannungen im Bereich der Wirbelsäule erspüren und sie nach und nach während der Ausatmung lösen (= entspannen).

Diese Übung ist sehr wirksam und besonders angenehm für Anfänger, da auf diese Weise das Gefühl für Verspannungen der Muskulatur und die Fähigkeit zu deren Lösung durch Atmung trainiert wird.

Abb. 56

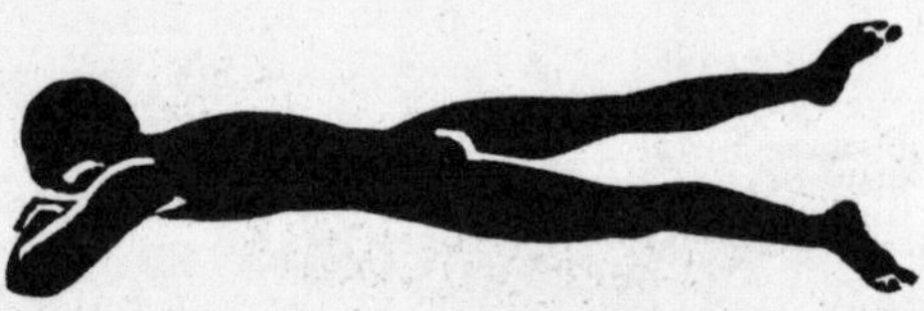

Wirkung:
Angenehme Streckung und Entspannung des gesamten Wirbelsäulenbereiches. Wirksame Massage der inneren Organe durch die Atmung. Vertiefte Atmung im hinteren Teil der Lunge.

Dehnung in der Bauchlage

Grundstellung: Bauchlage, die Arme sind nach vorn gestreckt, die Handflächen liegen zusammen.

Variation a)
- EINATMEND den ganzen Körper dehnen und strecken, Arme und Beine ziehen in Gegenrichtung.
- AUSATMEND die gedehnte Muskulatur bewußt entspannen

Die Übung 3–5mal wiederholen

Variation b) (= Variation von Salabhasan)
- EINATMEND Arme, Kopf, Oberkörper und die gestreckten Beine heben, sodaß nur der Bauch den Boden berührt. Die Füße berühren einander.
- NORMAL ATMEND in dieser Stellung so lange es angenehm ist verharren.
- AUSATMEND den Körper auf den Boden sinken lassen und in entspannter Bauchlage die Wirkung der Übung wahrnehmen.

Die Übung 2–3mal wiederholen.

Diese Übung sollte täglich durchgeführt werden!

Abb. 57

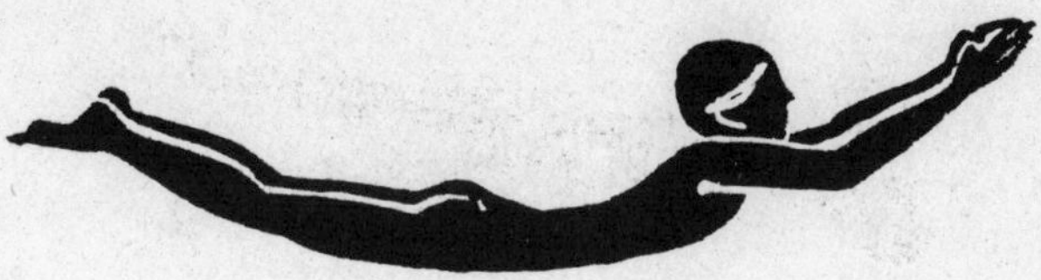

Variation c)
Wie Variation a), nur bleiben die geschlossenen Beine am Boden liegen. Die Hände können auch hinter dem Rücken verschränkt werden, die Arme sind dabei nach hinten gestreckt.

Abb. 58

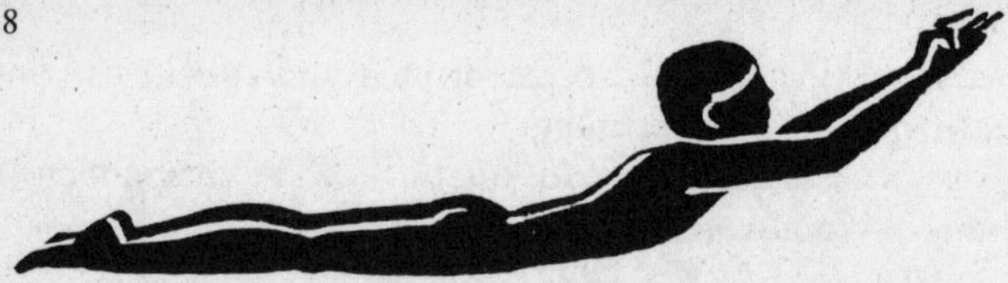

Wirkung:
Dehnungsübungen bereiten den Körper für alle weiteren Übungen gut vor. Kräftigung der Muskulatur im Bereich der Schulterblätter und der Muskeln entlang der Wirbelsäule, sowie der Gesäßmuskulatur.
Dehnung der Bauch- und Brustmuskeln.
Günstig gegen Rundrücken.

Kaninchen

Grundstellung: Fersensitz, der Rumpf ist gerade, die Hände liegen locker auf den Oberschenkeln.

Variation a)

– AUSATMEND sich langsam vorbeugen (das Gesäß nicht von den Fersen heben), Unterarme parallel dicht nebeneinander vor dem Körper auf den Boden legen, so daß die Ellenbogen die Knie berühren. Den Rücken leicht beugen, Schultern und Nackenmuskeln entspannen und den Kopf so tief zu den Ellenbeugen (nicht in die Handflächen!) sinken lassen, wie es die sich mit der Zeit entspannenden Rückenmuskeln erlauben.
– NORMAL ATMEND in der Stellung bleiben und mit jeder weiteren AUSATMUNG den gesamten Rückenbereich dort entspannen, wo man die größte Spannung spürt.
– EINATMEND wieder aufrichten und der Wirkung der Übung nachspüren.

Variation b)

– In derselben Lage die Zehen aufstellen. Das Gesäß soll weiter die Fersen berühren.
– Den Kopf wieder zu den Ellenbeugen senken, doch muß er sie nicht unbedingt berühren, weil er jetzt höher über dem Boden ist.
– Mit jeder AUSATMUNG die Entspannung weiter vertiefen.

Die beiden Übungen sehen leichter aus, als sie sind. Sie sollten genau geübt werden, um die Verspannungen in der Rückenmuskulatur wirksam zu lösen.

Wir erreichen eine noch tiefere Entspannung, wenn wir die Variation a) und b) abwechselnd durchführen.

Abb. 59

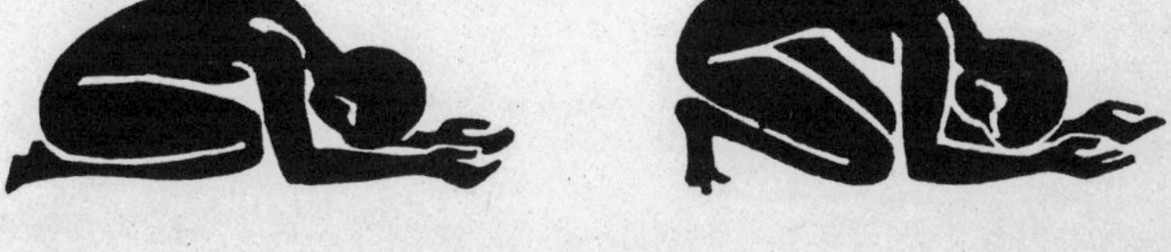

Wirkung:
Ein längeres Verbleiben in dieser Stellung löst nicht nur die Rückenmuskelspannungen, sondern, durch bessere Durchblutung des Gehirns, auch psychische Spannungen; sie wirkt erfrischend auf den ganzen Körper und führt zu einem tiefen Entspannungszustand.

Variation b) erhöht die Durchblutung des Gehirns und aller Sinnesorgane im Kopf und stimuliert dadurch ihre Funktionen.

In dieser Variation fühlt man nicht nur im Lendenbereich eine größere Dehnung, sondern auch in den Schultern und im Nacken. Falls es gelingt, sie wirklich *entspannt* durchzuführen, lindert sie wirksam Schmerzen im Kreuzbereich.

Achtung: bei schwereren Augenfehlern und Bluthochdruck soll diese Übung nicht durchgeführt werden!

Drehung mit gestreckten Beinen in Rückenlage

Variation a)
Die Beine geschlossen und gestreckt nebeneinander legen. Bei der Endstellung der Drehung liegt ein Bein auf dem anderen, so daß sich eine Beckenseite vom Boden heben muß.

3–5mal wiederholen.

Dynamische Entspannung in Rückenlage (s. S. 79).

Abb. 60

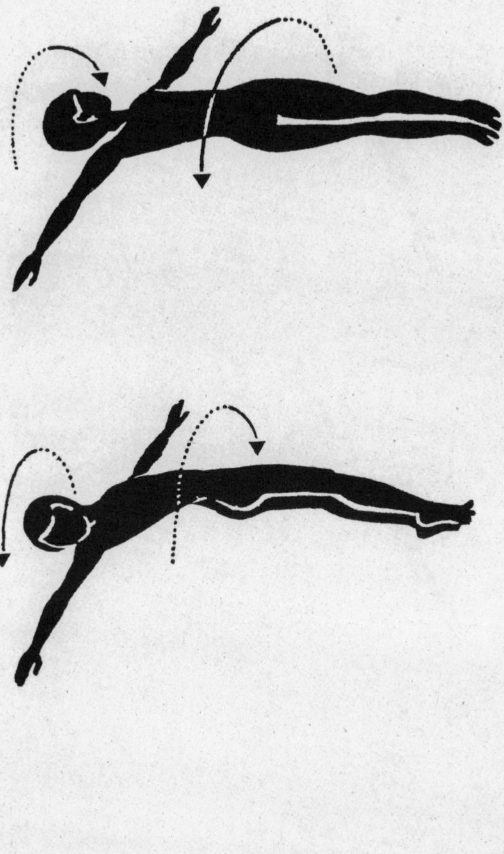

Variation b)
Beinstellung: Beine gestreckt, Füße eine Fußlänge voneinander entfernt. Bei der Torsion berührt die linke große Zehe die rechte Ferse und umgekehrt. Eine Beckenseite hebt sich dabei vom Boden. 3–5mal wiederholen.

Dynamische Entspannung in Rückenlage (s. S. 79).

Abb. 61

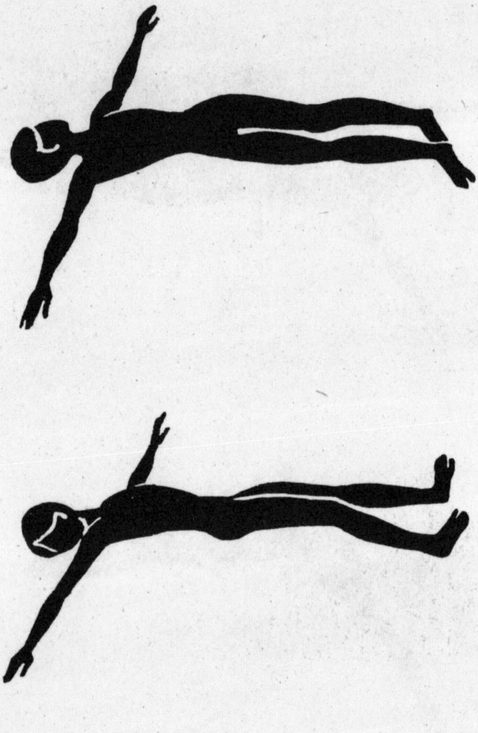

Drehung mit überkreuzten Beinen

Beinstellung: Beine überkreuzt, ein Fuß liegt auf dem anderen. Das unten liegende Bein bleibt ständig gestreckt.

Bei der Übung sich der Asymmetrie dieser Lage bewußt werden. Wirksamer ist dic Drehung über das gestreckte Bein: Wenn das *rechte* Bein über das linke gekreuzt ist, entsteht ein stärkerer Zug in der Wirbelsäule bei der Drehung nach *links* und umgekehrt.

3–5mal wiederholen, dann das *linke* Bein über das *rechte* kreuzen und fortsetzen.

Dynamische Entspannung in Rückenlage (s. S. 79).

Abb. 62

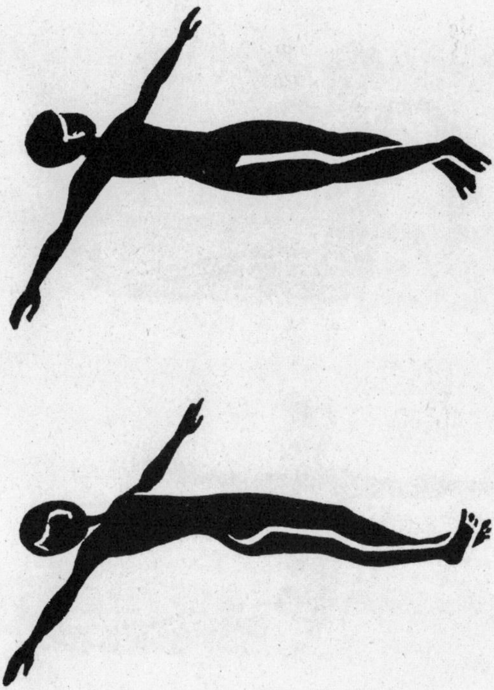

Arme beugen

Grundstellung: Sitz mit aufrechtem Oberkörper und gestreckten Beinen. Arme seitlich gestreckt (Handflächen nach oben gerichtet) und nach hinten gedrückt, so daß sich die Schulterblätter möglichst einander nähern.

Variation a)
- Einatmend Ellenbogen beugen, Fingerspitzen auf die Schultern legen. Die Oberarme dabei bewegungslos halten.
- Ausatmend die Arme seitwärts ausstrecken.

5–10mal wiederholen.

Abb. 63

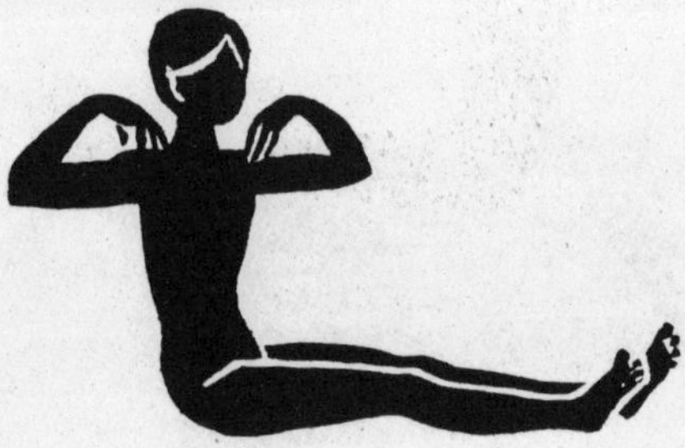

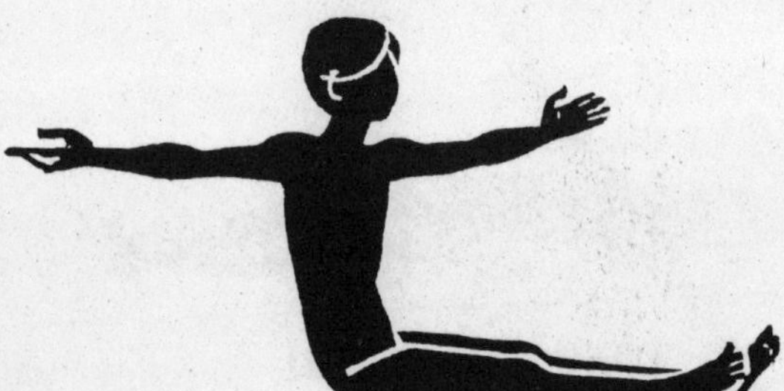

Arme hochstrecken

– Ausatmend Fingerspitzen auf die Schultern legen, Ellenbogen seitwärts gerichtet. Die Oberarme dabei bewegungslos halten.
– Einatmend die Arme hochstrecken. Die Handflächen zeigen zueinander. Den ganzen Oberkörper aus der Taille in die Höhe strecken.
– Ausatmend Fingerspitzen auf die Schultern zurücklegen.

5–10mal wiederholen.

Abb. 64

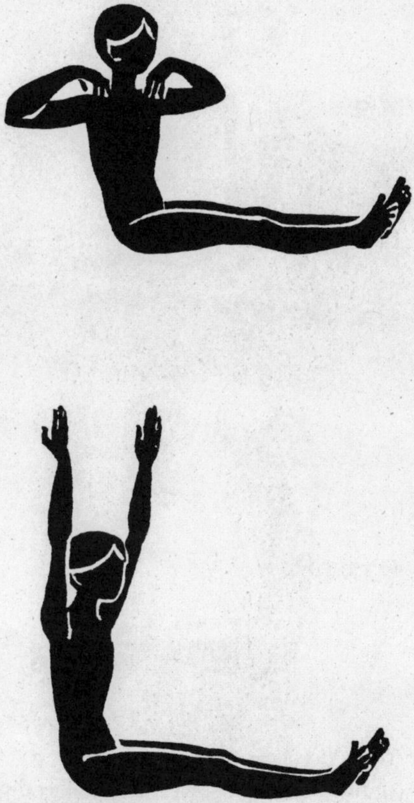

Arme kreuzen

– EINATMEND die Arme in einem weiten Bogen nach oben heben und überkreuzen.
– AUSATMEND die gestreckten Arme wieder in die Grundstellung führen.

Beim Hochheben der Arme soll der ganze Oberkörper nach oben gestreckt werden. Die Arme sollen stets leicht nach hinten gedrückt werden, damit die Rückenmuskulatur verstärkt aktiviert wird.

Abb. 65

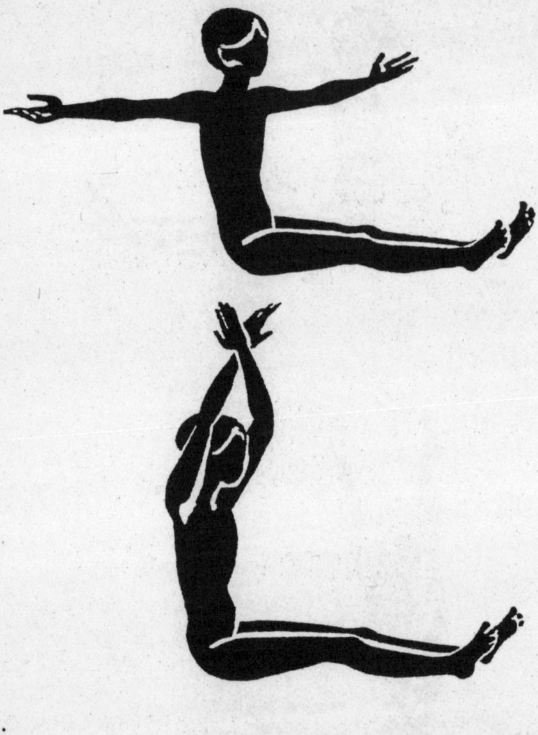

Wirkung:
Die Übungen kräftigen die Arm-, Schulterblatt- und Rückenmuskulatur. Sie haben eine gute Wirkung bei Rundrücken und wirken auch auf die Zwischenrippenmuskulatur. Somit haben sie auch eine positive Einwirkung auf die Atmung im Sinne der Vertiefung.

Mahlen

Grundstellung: Aufrechter Sitz mit gestreckten Beinen.
- Arme nach vorn strecken, die Finger verschränken.
- AUSATMEND sich mit geradem Rücken nach vorn beugen und das Kinn vorstrecken, um die Lendenwirbelsäule gestreckt zu halten.
- EINATMEND mit Oberkörper und Armen in einem Bogen seitwärts und rückwärts kreisen.
- AUSATMEND zur anderen Seite und wieder vorwärts kreisen.

Die kreisförmige Bewegung geht vom Becken aus. Der Rücken bleibt gerade, Beine und Gesäß stets am Boden, Arme stets gestreckt.
10mal links- und rechtsherum kreisen.
Entspannung.

Abb. 66

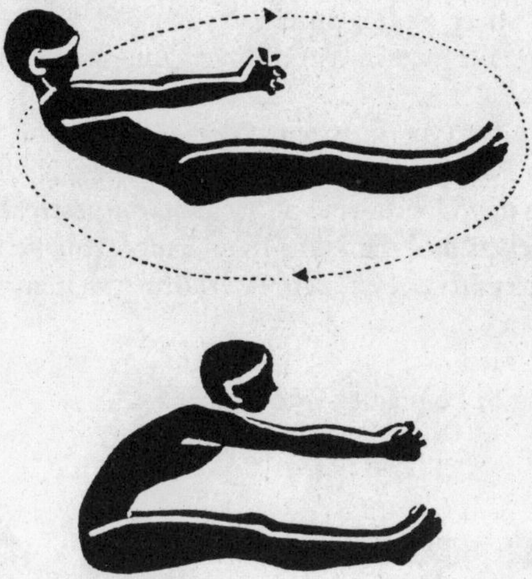

Wirkung:
Die Übung vergrößert die Beweglichkeit der Hüftgelenke und kräftigt die Bauchmuskulatur.

Bei richtigem Vorbeugen aus den Hüftgelenken wird der Lendenbereich geschont; die Übung wirkt vorbeugend gegen eine ilio-sakrale Verschiebung.

Die Bewegung im Atemrhythmus durchgeführt, verbessert die gesamte Kondition.

Rudern

Variation a)

Grundstellung: Sitz mit aufrechtem Oberkörper und gestreckten Beinen. Die Hände liegen neben den Knien mit den Handflächen nach unten.

- EINATMEND die Hände zu Fäusten schließen, die Arme nach hinten ziehen und den Oberkörper weit zurück neigen.
- den Oberkörper aufrichten, die Arme nach oben strecken und die Hände öffnen.
- AUSATMEND den Oberkörper mit den gestreckten Armen weit nach vorn beugen.

10mal wiederholen.

Variation b) Rudern in Gegenrichtung

Grundstellung: Sitz wie in Variation a) mit den Handflächen nach oben gerichtet.

- AUSATMEND den Oberkörper mit den gestreckten Armen weit nach vorn beugen.
- EINATMEND den Oberkörper aufrichten, die gestreckten Arme über den Kopf heben und die Hände zur Faust schließen.
- Die Arme herunterziehen, den Oberkörper weit zurückbeugen, die Fäuste öffnen.

10mal wiederholen.

Entspannung in bequemer Rückenlage

Abb. 67

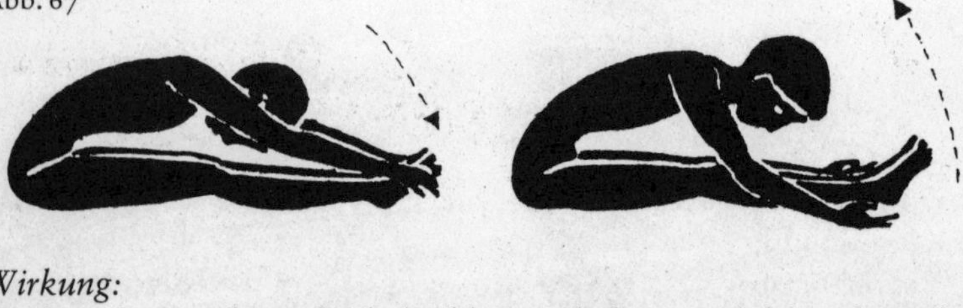

Wirkung:

Kräftigt die Bauch- und Schulterblattmuskulatur und dehnt die Rükken- und hintere Oberschenkelmuskulatur.

Wirkt entspannend auf die gesamte Rücken- und Hüftmuskulatur und stimuliert die Kreislauf- und Atemfunktion.

Nackenentspannung in Bauchlage

Grundstellung: Bauchlage, Arme seitwärts gestreckt, Kopf auf die rechte Wange legen

- Ausatmend das rechte Bein in hohem Bogen langsam über das linke Bein legen, bis die Zehenspitzen möglichst den Boden berühren und das Bein dann entspannen. Zugleich das linke Bein auf dem Boden in die Gegenrichtung schieben, also nach rechts, so daß die Bewegung einer sich öffnenden Schere gleicht. Den Kopf stets auf der rechten Wange liegen lassen.
- Ruhig atmend eine Zeitlang in dieser Stellung verbleiben, die angenehme Dehnung im Nacken- und Schulterbereich sowie im Lenden- und Kreuzbereich empfinden; mit jedem Ausatmen die Entspannung in diesem Bereich vertiefen.
- Einatmend die Beine in die Grundstellung bringen.
- Die Wirkung der Übung bewußt nachspüren.
- Die Übung gegengleich wiederholen.

Abb. 68

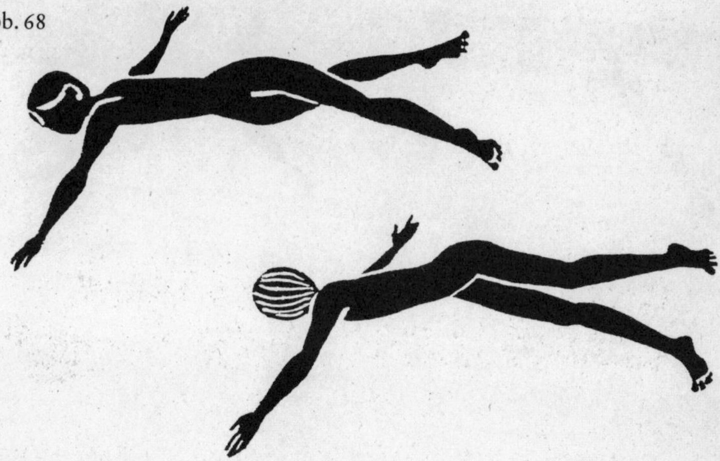

Wirkung:

Entspannt besonders den Nacken- und Beckenbereich. Hilft Kopfschmerzen beseitigen. Wirkt erfrischend auf den ganzen Körper.

Drehung mit angezogenen Beinen in Rückenlage

Beinstellung: die Knie möglichst nahe zum Körper ziehen, bis die Oberschenkel den Brustkorb berühren.

Die Bewegung der Beine und ihre Geschwindigkeit mit Hilfe der Bauchmuskeln *stets unter Kontrolle halten.* Die Beine dürfen nicht spontan, durch das eigene Gewicht zu Boden fallen. Dies könnte eine zu starke, abrupte Bewegung in der Wirbelsäule hervorrufen. Man kann zu Beginn die Bewegung auch nur in einem ganz kleinem Ausmaß durchführen.

3–5mal wiederholen.

Dynamische Entspannung in Rückenlage (s. S. 79).

Abb. 69

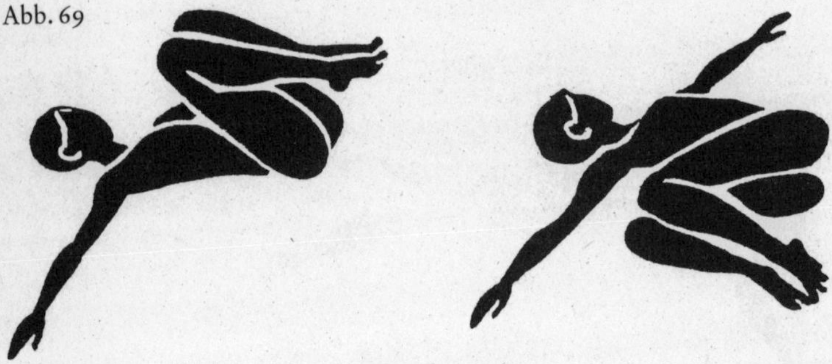

Knie zum Kopf

Grundstellung: Rückenlage, Beine leicht gegrätscht. Arme locker neben dem Körper.

– Den gesamten Körper dehnen und dann entspannen.
– Eine Zeitlang bewegungslos liegen und beobachten, wie sich mit jeder weiteren Ausatmung die Muskeln längs der Wirbelsäule entspannen.
– EINATMEND das rechte Knie beugen.
– AUSATMEND das rechte Knie mit den Händen umfassen, an den Körper pressen, den Kopf anheben und mit der Nase oder der Stirn das Knie berühren. Die Dehnung der Muskeln längs der Wirbelsäule fühlen.
  Das andere Bein soll während der Übung entspannt und gestreckt am Boden liegen bleiben.
– EINATMEND den Kopf senken und das Knie loslassen.
– AUSATMEND zur Grundstellung zurückkommen.
– Dasselbe mit dem linken Knie ausführen.

Die Übung je 3–5mal abwechselnd mit dem rechten und linken Bein wiederholen. Zum Abschluß 3mal die beiden Beine gleichzeitig zur Brust anziehen.

Entspannung in Rückenlage.

Abb. 70

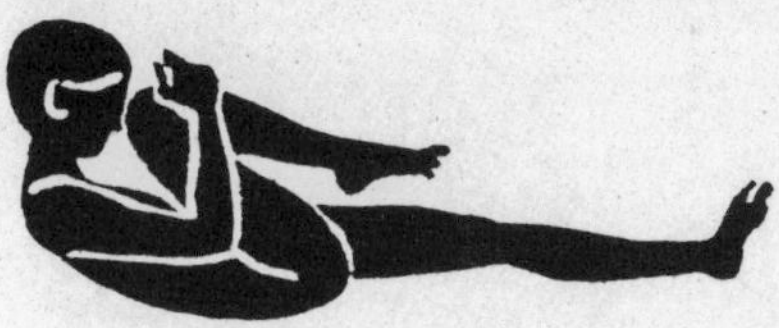

Wirkung:
Außer der Wirkung auf alle Gelenke stärkt diese Übung die Bauchmuskeln, löst Spannungen in den Rückenmuskeln, fördert die Gelenkigkeit der Wirbelsäule und der Hüftgelenke und wirkt entspannend und beruhigend auf die Psyche.

Radfahren

Grundstellung: Rückenlage mit gerader Wirbelsäule.

Variation a)
Mit einem Bein langsame, gleichmäßige, große Radfahrbewegungen durchführen. Die Atmung ist normal und gleichmäßig. Das andere Bein liegt dabei entspannt auf dem Boden.
10mal vorwärts und 10mal rückwärts »fahren«.
Die gleiche Übung mit dem anderen Bein durchführen.

Variation b)
Mit beiden Beinen abwechselnd in großen Kreisen langsame Radfahrbewegungen ausführen. Auf eine gleichmäßige Atmung achten.
10mal vorwärts und 10mal rückwärts fahren.

Variation c)
Mit beiden Beinen gleichzeitig 5mal vorwärts und 5 mal rückwärts fahren und dabei stets gleichmäßig atmen.
Entspannung
Bei Variation b) und c) darauf achten, daß die Lendenwirbelsäule auf dem Boden bleibt. Ist die Durchführung dieser beiden Variationen sehr anstrengend, die Anzahl der Bewegungen auf die Hälfte reduzieren.
Zwischen den einzelnen Variationen gut entspannen.

Abb. 71

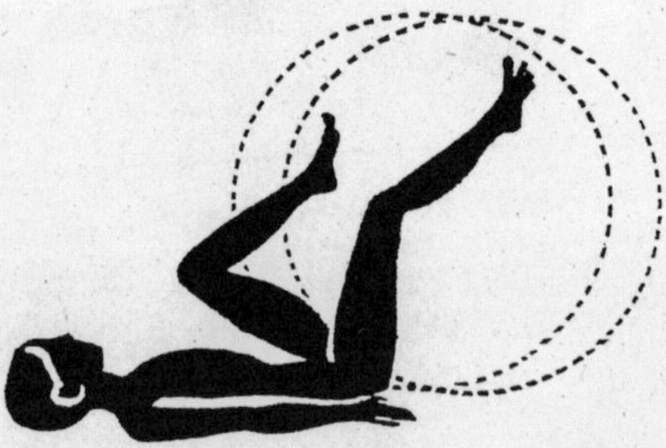

Abb. 72

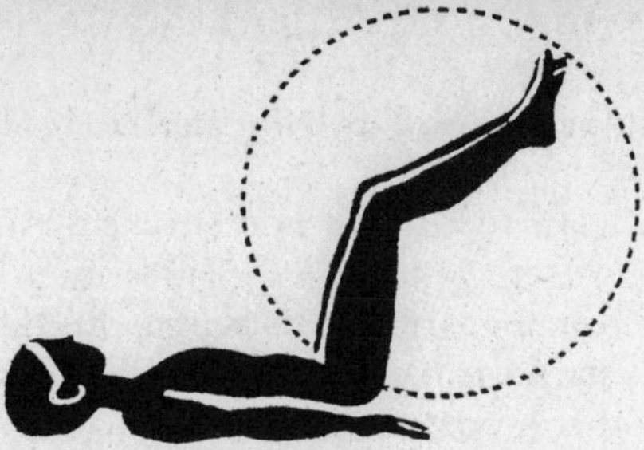

Wirkung:
Die Übungen kräftigen Bauch- und Beinmuskulatur. Sie fördern die Beweglichkeit der Hüft- und Kniegelenke und verbessern die Durchblutung der Beine. Die Übungen verbessern die gesamte Kondition.

Achtung: Treten bei Variation b) und c) Schmerzen im Bereich der Lendenwirbelsäule auf, soll nur Variation a) geübt werden.

BHUNAMANASAN (Gruß der Erde)

Grundstellung: aufrechter Sitz, Beine gestreckt, Hände hinter dem Körper aufgestützt.

- Einatmend sich aus der Taille hochstrecken, Arme nach vorn gestreckt.
- Ausatmend sich langsam rückwärts beugen. Erst knapp über dem Boden nach rechts drehen: mit gebeugten Ellenbogen die Hände seitlich vom Körper – oder so weit nach hinten wie möglich – am Boden aufstützen und versuchen, mit der Nase möglichst nahe zum Boden zu kommen.
  Ist das Stützen auf die Handflächen zu schwierig, kann man sich auf die Unterarme stützen.
  Das linke Gesäß sollte sich dabei *nicht* vom Boden abheben – nur so wird die Wirbelsäule in ihrer ganzen Länge vom Becken bis zum Kopf gedreht und gestreckt.
- Einatmend hochkommen, Arme nach vorn strecken.
- Ausatmend die Hände auf die Oberschenkel legen.
- Die Übung zur linken Seite ausführen.
  3–5mal abwechselnd nach links und rechts wiederholen.
  Zum Abschluß kann man eine Zeitlang in der Drehung verbleiben und Ruhig atmend die Wirkung der Atembewegungen auf die Wirbelsäule empfinden.
  Entspannung in Rückenlage.

Abb. 73

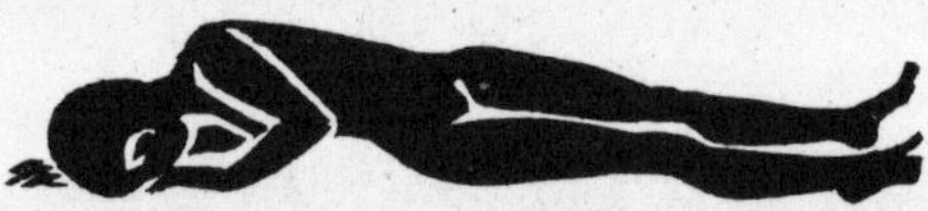

Wirkung:
Die Übung entspannt und kräftigt die tiefsten Muskelschichten entlang der ganzen Wirbelsäule, sie entspannt zusätzlich den Bereich der Schulter- und Hüftgelenke, stärkt die geschwächten Bauch- und Hüftmuskeln und verbessert ihre Koordination.

Achtung: Ab dem 4. Schwangerschaftsmonat nicht mehr üben!

MERU VAKRASAN (Einfacher Drehsitz)

Grundstellung: Sitz mit aufrechtem Oberkörper und gestreckten Beinen. Die Hände sind etwa 10 cm hinter dem Körper aufgestützt.

- Das linke Bein beugen und den linken Fuß über das andere Bein auf die rechte Seite stellen. Das linke Gesäß soll sich dabei nicht vom Boden abheben.
- Oberkörper und Kopf nach rechts drehen, so daß die linke Hand neben der rechten Beckenseite stützt und der Blick über die rechte Schulter gerichtet ist.
- NORMAL ATMEND in dieser Stellung verharren, bei jeder Ausatmung die Rückenmuskulatur mehr und mehr entspannen.
- Langsam wieder in die Grundstellung zurückkommen und die Übung auf der anderen Seite ausführen.

Entspannung in Rückenlage

Abb. 74

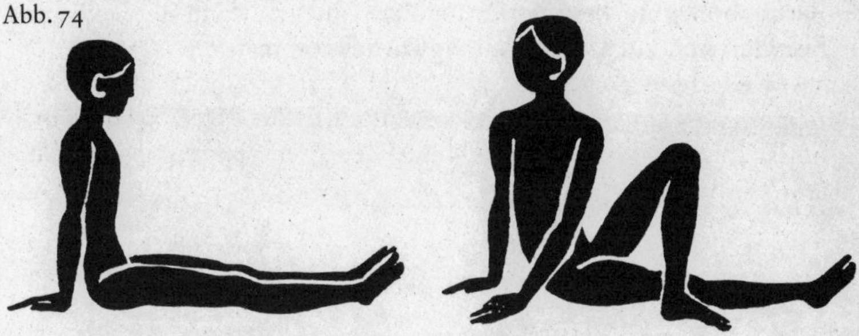

Wirkung:
Die Übung dient der Entspannung der gesamten Rückenmuskulatur. Durch die Drehung werden besonders die tiefen Rückenmuskeln angesprochen. Die Übung durchblutet den Rücken und macht die Wirbelsäule beweglicher.

KANDHARASAN (Schulterpose)

Grundstellung: Rückenlage, Beine leicht gegrätscht, Arme locker neben dem Körper.

Sich die Körperlage bewußt machen, besonders darauf achten, daß die Lendenwirbelsäule den Boden berührt.

- Knie beugen, Füße an den Körper heranziehen, ca. 50 cm voneinander entfernt, die Fersen berühren das Gesäß. Die Fußgelenke mit den Händen festhalten.
- EINATMEND Beckenbodenmuskeln anspannen und Gesäß und Rücken hochheben, so daß nur Kopf, Schultern, Arme und Füße auf dem Boden bleiben.
- RUHIG ATMEND in dieser Stellung eine Zeitlang mit entspannter Beckenbodenmuskulatur verharren.
- AUSATMEND schrittweise einen Wirbel nach dem anderen, vom Hals beginnend, auf den Boden legen.
  Kurz bevor der ganze Rücken den Boden berührt, noch einmal die Beckenbodenmuskeln fest anspannen und erst dann die Bewegung beenden und zur Grundstellung zurückkommen.

3 mal wiederholen.
Entspannung.

Abb. 75

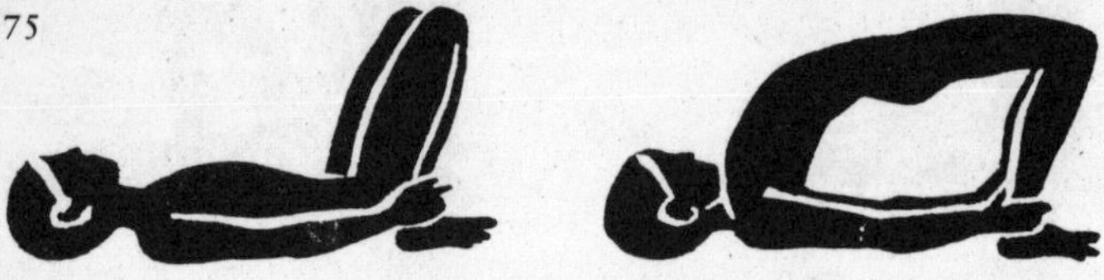

Wirkung:
Die Übung wirkt entspannend und durchblutungsfördernd auf den gesamten Lendenwirbelbereich und auf die Beckenbodenmuskulatur.

Tiefatmung in dieser Stellung hilft beim Erlernen der Bauchatmung. Die Bewegung des Zwerchfells dehnt auch die Lendenwirbelsäule stark. Wirksam während der Schwangerschaft – erleichtert die Entbindung, kräftigt den Beckenboden.

Achtung: Personen mit Bruch oder mit mechanischen Schäden der Kniegelenke dürfen diese Übung nicht durchführen!

SHASHANKASAN (Hase)

Grundstellung: Fersensitz. Der Oberkörper ist aufrecht und entspannt.
- EINATMEND die Arme über den Kopf heben.
- AUSATMEND Arme und Oberkörper nach vorn bewegen, bis die Unterarme und die Stirn auf dem Boden ruhen. Das Gesäß bleibt auf den Fersen.
- Normal atmend eine Weile in dieser Stellung verharren und bei jeder Ausatmung den Körper mehr und mehr entspannen.
- EINATMEND den Oberkörper und die Arme wieder hochheben.
- AUSATMEND die Grundstellung einnehmen.

Abb. 76

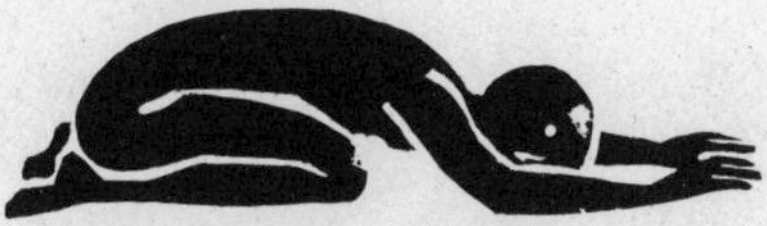

Wirkung:
Entspannt die gesamte Rücken- und Nackenmuskulatur.

Die entspannende Wirkung auf den Lendenbereich kann durch Hinlenken der Atmung in Richtung Lendenwirbeln-Kreuzbein erheblich unterstützt werden. Fördert eine bessere Blutzufuhr zum Gehirn und allen Sinnesorganen.

Achtung: Bei schweren Augenerkrankungen nicht durchführen!

UTHAN PRISTHASAN (Rumpf heben)

Grundstellung: Bauchlage

a) – die Unterarme und Ellenbogen in Schulterhöhe auf den Boden stützen. Unterarme sind verschränkt. Die Stirn ruht auf dem Boden vor den Unterarmen oder hängt entspannt nach unten.
– EINATMEND den Kopf und den Rumpf vom Boden heben, so daß das Körpergewicht auf den Unterarmen und Unterschenkeln liegt. Den Kopf leicht nach hinten beugen, den Blick nach oben richten.
– ATEM ANHALTEND die Stellung halten.
– AUSATMEND in die Ausgangsstellung zurückkehren.

Die Übung 3–5mal wiederholen.

b) in der Stellung normal atmend verharren.

Entspannung in Bauchlage und der Wirkung der Übung nachspüren.

Abb. 77

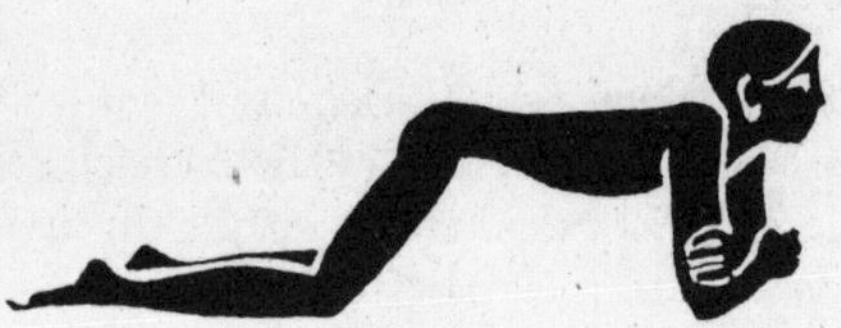

Wirkung:

Die Übung kräftigt die Muskeln im Bereich der Schulterblätter und vertieft die Bauchatmung. Sie fördert eine gute Durchblutung der Bauchorgane und wirkt auch sehr entspannend auf die Wirbelsäule.

YOGA MUDRA (Vorbeugen im Fersensitz)

Grundstellung: Fersensitz mit geradem Rücken, die Hände liegen locker auf den Oberschenkeln.

- EINATMEND die Hände hinter den Rücken führen und mit einer Hand das andere Handgelenk umfassen.
- AUSATMEND den geraden Rücken nach vorn beugen (die Bewegung wird in den Hüftgelenken gemacht), den Blick dabei nach vorn richten. (Bei einer vermehrten Lordose der Halswirbelsäule den Blick zum Boden richten, damit der Nacken gestreckt bleibt.)
- Ist der Oberkörper um zirka 30° vorgebeugt, eine Zeitlang in dieser Stellung verharren und die Rückenmuskulatur abwechselnd kräftig an- und wieder entspannen. (Nach einer kräftigen Anspannung läßt sich ein Muskel besser entspannen.)
- Die Bewegung nach vorn fortsetzen, bis der Rumpf parallel zum Boden ist. In dieser Stellung nochmals die Rückenmuskulatur kräftig anspannen, anschließend den Oberkörper ganz entspannt auf die Oberschenkel sinken lassen und die Stirn auf den Boden legen.
- Dreimal tief EIN- und AUSATMEN und dann mit NORMALEM ATEM in der Stellung verharren. Bei jeder Ausatmung die Muskulatur des Rückens mehr und mehr entspannen.
- EINATMEND den Oberkörper wieder langsam hochheben. Der Rükken soll dabei ganz gerade bleiben, damit die Bewegung von der Gesäßmuskulatur und nicht von der Rückenmuskulatur ausgeführt wird.
- AUSATMEND in die Grundstellung zurückkehren.

Abb. 78

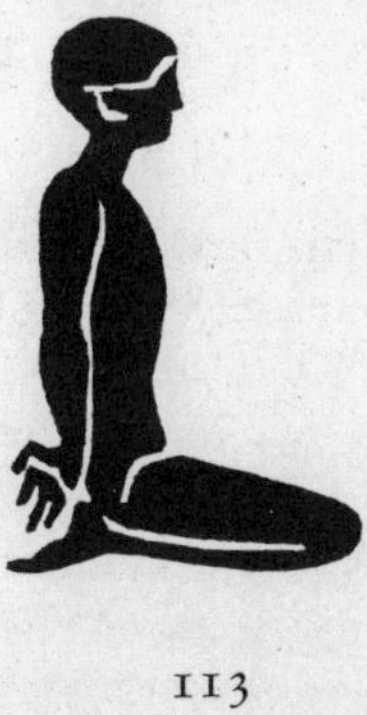

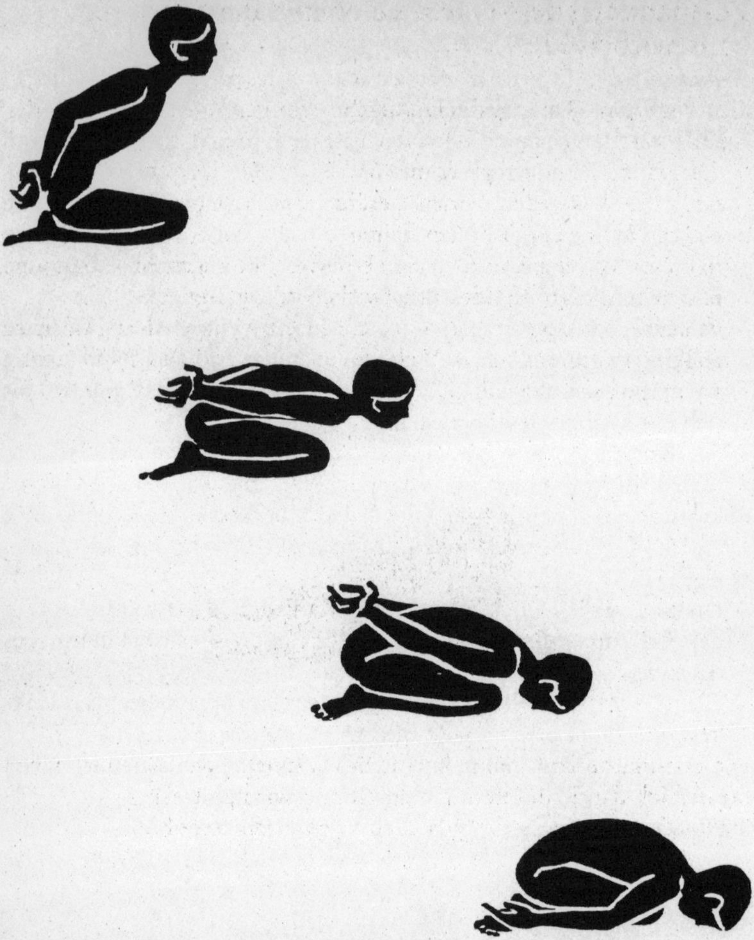

Wirkung:

Die Übung dehnt und entspannt die Rückenmuskulatur und fördert die Durchblutung in diesem Bereich. Schulter- und Nackenmuskulatur werden entspannt und der Kopf vermehrt durchblutet. Durch den Druck der Oberschenkel auf den Bauch kommt es bei guter Bauchatmung zu einer Massage der Bauchorgane.

Die Übung wirkt beruhigend und entspannend.

Entspannung des versteiften oberen Bereiches der Brustwirbelsäule

Grundstellung: Kniestand. Handflächen vor den Knien auf den Boden legen

- Die Hände so weit nach vorn schieben, bis die Stirn (nicht das Kinn oder die Nase) den Boden berührt. Die Oberschenkel stets im rechten Winkel zum Boden halten.
- In dieser Stellung eine Zeitlang verharren, die angenehme Dehnung in den Schultern und der Brustwirbelsäule spüren.
- versuchen, mit jeder AUSATMUNG den Oberkörper dem Boden zu nähern und ihn auf diese Weise zu strecken und zu entspannen.

Entspannung in Rückenlage.

Abb. 79

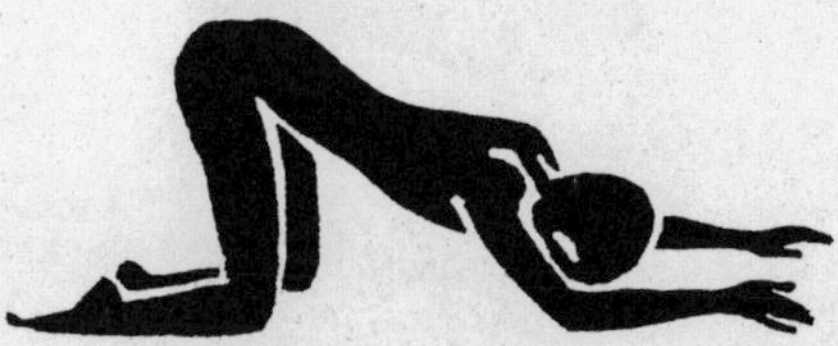

Wirkung:

Die Brustwirbelsäule hängt bei dieser Haltung an den steifsten Stellen im Bereich der Schulterblätter durch und wird gestreckt.

Die Übung fördert auch die Gelenkigkeit der Schultern.

Boot

Grundstellung: Rückenlage

– Die Arme nach vorn strecken, Finger verschränken. Kopf und Beine etwas anheben, so daß der Körper nur auf dem Gesäß balanciert und diese Haltung einem Boot ähnlich ist.
– Langsam von links nach rechts und von rechts nach links wiegen. Die Arme bleiben gestreckt.

Entspannung in Rückenlage

Abb. 80

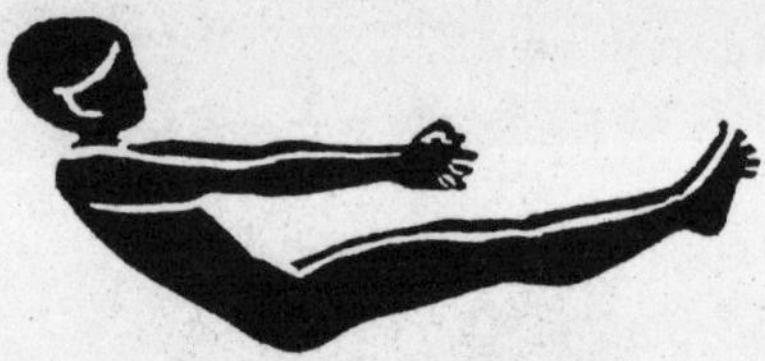

Wiege

Grundstellung: Rückenlage

Variation a)
- Knie zur Brust ziehen und mit verschränkten Fingern umfassen.
- Nach einer tiefen Einatmung *Atem anhaltend* Bauch- und Gesäßmuskeln anspannen, das Becken heben und den Körper zuerst rückwärts rollen.
- AUSATMEND den Körper nach vorn rollen und erst jetzt den Kopf vom Boden heben.

10mal nach hinten und vorn rollen.

Abb. 81

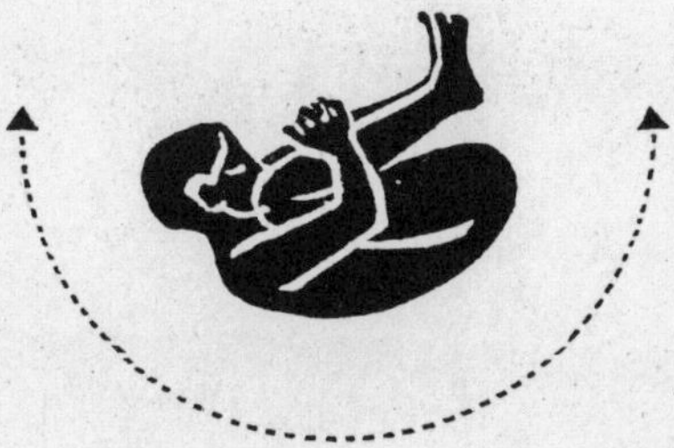

Variation b)
- In derselben Lage von rechts nach links und von links nach rechts rollen, den Kopf stets auf dem Boden halten, die Knie sind an den Körper angezogen.

Später kann man auch ohne Hilfe der Arme seitwärts rollen. Die Arme sind dann nach vorn gestreckt.

10mal hin und her rollen.

Entspannung in Rückenlage und der Wirkung der Übung bewußt nachspüren.

Wirkung:

Das Boot wirkt vorbeugend gegen Rückenschmerzen. Je nachdem, wie hoch die Beine sind, ändert sich die Stelle der maximalen Wirkung auf den oberen oder mittleren Bereich der Bauchmuskulatur und auf innere Organe in der Bauchhöhle. Die Übung beeinflußt besonders Magen,

Pankreas, Gallenwege und Nieren günstig und stimuliert deren Funktion.

Die rhythmische, massierende Bewegung bei der Wiege stimuliert alle Rückenmuskeln und trägt zur psychischen Entspannung bei.

Achtung: Personen mit Leistenbruch, hohem Blutdruck und schweren Augenfehlern, ebenso Schwangere sollen das Boot nicht üben!

GOMUKH ASAN (Kuhmaul)

Grundstellung: Sitz mit aufrechtem Oberkörper und gestreckten Beinen.

- Das linke Bein über den rechten Oberschenkel abwinkeln, so daß die linke Ferse die rechte Gesäßhälfte berührt.
- Das rechte Bein abwinkeln, so daß die rechte Ferse die linke Gesäßhälfte berührt.
- Den rechten Arm über den Kopf heben und hinter dem Kopf beugen.
- Die linke Hand von unten hinter den Rücken bewegen und mit den Fingern der rechten Hand verschränken.
- Der Blick ist nach vorn gerichtet. Der Kopf ruht auf dem rechten Ellenbogen.
- Eine Weile bei normaler Atmung in dieser Stellung verharren.
- In die Ausgangsstellung zurückkehren und die Übung auf der anderen Seite durchführen.

Wer die Finger nicht verschränken kann, kann auch zwischen den Händen ein Tuch halten und die volle Wirkung der Übung auch in diesem Fall ermöglichen.

Entspannung in Rückenlage.

Abb. 82

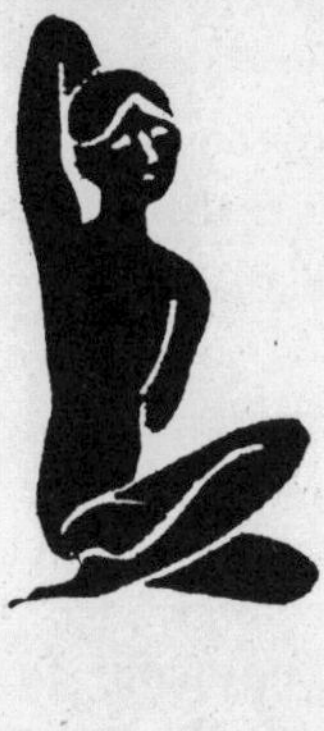

Wirkung:

Dehnt die Brustmuskulatur und fördert die Beweglichkeit der Schultergelenke. Streckt die Wirbelsäule und wirkt aktivierend auf die Atmung.

MANDUKI ASAN (Frosch)

Grundstellung: Mit weit gegrätschten Beinen in die Hocke gehen. Fußsohlen zur Gänze auf dem Boden. Die Arme nach vorn gestreckt, die Handflächen zusammen.

– EINATMEND die gefalteten Hände zur Brust ziehen, mit den Ellenbogen die Knie auseinander drücken, den Rücken aufrichten, den Kopf leicht zurückbeugen. Der Blick ist nach oben gerichtet. Die Fußsohlen stets zur Gänze auf dem Boden lassen, das Gesäß immer gleich weit vom Boden entfernt halten.
– AUSATMEND mit den Knien die Ellenbogen zusammendrücken, den Kopf zwischen die Arme sinken lassen, den Rücken beugen, die gefalteten Hände nach vorn ausstrecken.
  10mal wiederholen.
  Entspannung.

Abb. 83

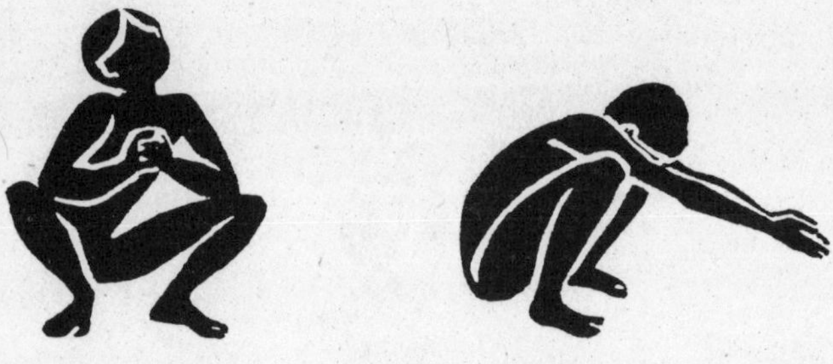

Wirkung:
Die Hüftgelenke werden gelockert und ihr Bewegungsumfang vergrößert. Der Körper wird für die richtige Durchführung des Vorbeugens vorbereitet. Die Rückenmuskulatur wird gekräftigt. Das Aufrichten des Rückens wirkt intensiv auf die ganze Wirbelsäule. Gut gegen Rundrücken.

Achtung: Bei mechanischen Schäden der Knie- und Fußgelenke muß man sehr vorsichtig und langsam mit der Übung beginnen!

Dynamische Entspannung in Bauchlage

Grundstellung: Bauchlage; Hände übereinander legen, das Kinn befindet sich zwischen Zeige- und Mittelfinger.

- EINATMEND Arme mit dem Kopf, Oberkörper und Beine vom Boden heben, so daß nur der Bauch den Boden berührt.
- ATEM ANHALTEND ein paar Sekunden den ganzen Körper angespannt in dieser Stellung halten.
- AUSATMEND den ganzen Körper entspannt auf den Boden legen. 3 mal wiederholen, dann eine Zeitlang entspannt liegen bleiben. Die Arme sind neben dem Körper, den Kopf auf eine Wange legen, die Entspannung der Schulter-, Rücken- und Gesäßmuskeln fühlen. Diese Entspannung soll nach jeder Torsion in Bauchlage erfolgen.

Abb. 84

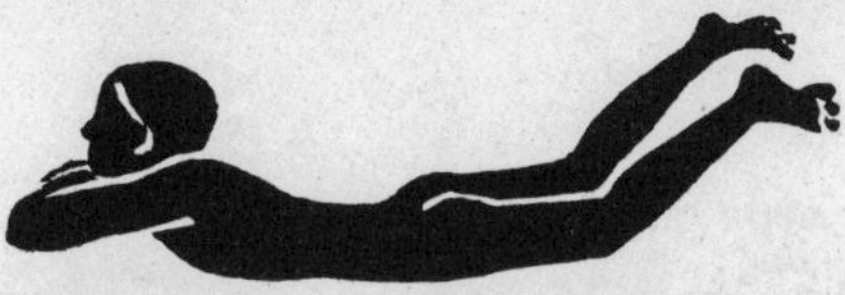

Torsion in Bauchlage

Grundstellung: Bauchlage. Unterarme knapp vor dem Körper auf den Boden, Hände übereinander, Handrücken nach oben unter dem Kinn, genau in der Körperachse; das Kinn ist zwischen Zeige- und Mittelfinger eingekeilt.

Die volle Wirkung der Torsion ist wieder von der Beachtung der Grundregeln abhängig:

- gleichzeitige Drehung des Kopfes und der Beine in Gegenrichtung
- langsame, kontinuierliche, gleichmäßige Bewegung, wie in »Zeitlupe«,
- Unterarme (als Basis, Fixpunkt für die Torsion) fest auf den Boden gedrückt, ohne daß man ihre Lage ändert.
- Koordination der Bewegung mit dem Atem.
- Dynamische Entspannung nach jeder Variation.

Abb. 85

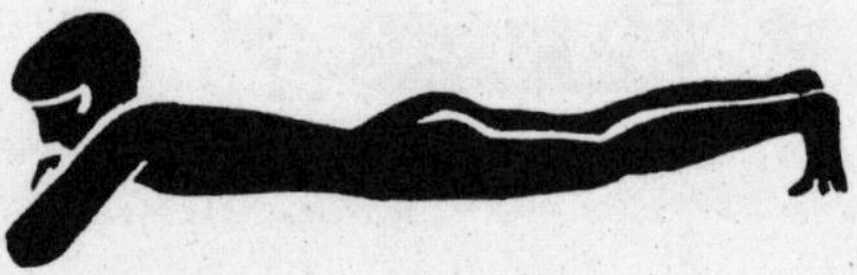

Drehung mit gebeugten Knien

Variation a)
Beinstellung: Beine geschlossen, Knie im rechten Winkel gebeugt, Fußsohlen nach oben gerichtet. Die Beine bewegen sich nach links, der Hinterkopf nach rechts, so daß die rechte Wange auf den Händen liegt. In der Endstellung liegt ein Bein auf dem anderen. Eine Beckenseite hebt sich dabei vom Boden.

Abb. 86

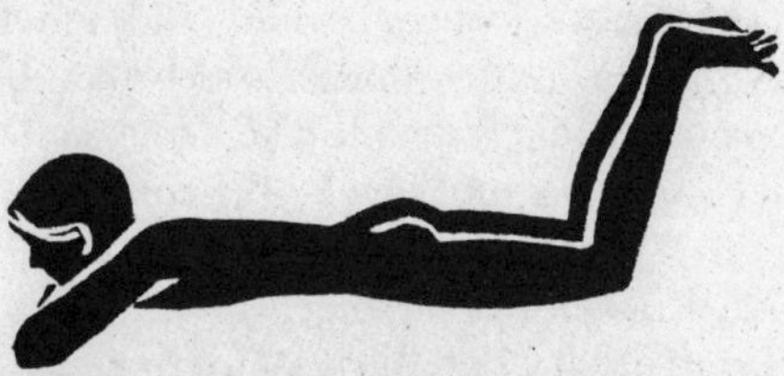

Variation b)
Beinstellung: dieselbe wie in Variation a), aber Knie und Füße sind jetzt ca. 50 cm voneinander entfernt. Die Drehung geschieht in der gleichen Weise wie in Variation a)
Bei der Drehung nähert sich eine Ferse dem anderen Knie.
Die Drehbewegungen gehen von den Hüftgelenken aus. Beide Unterschenkel sollen dabei möglichst nahe zum Boden kommen. Eine Beckenseite hebt sich vom Boden.

Abb. 87

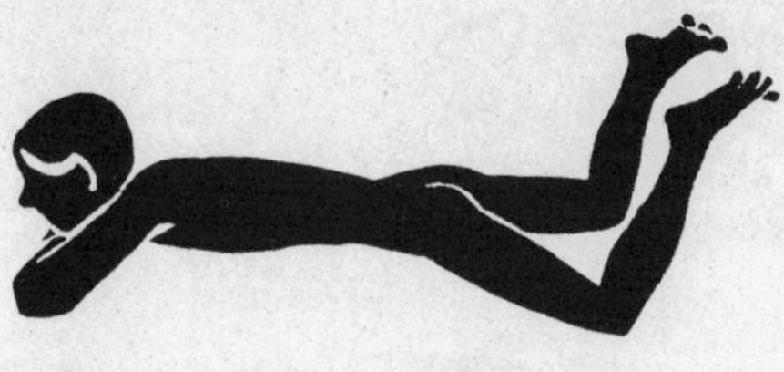

Variation c)
Beinstellung: dieselbe wie in Variation b)
Während der Drehung das Becken fest auf den Boden drücken, auch wenn der Bewegungsumfang im Vergleich zur Variation b) kleiner ist. Diese Übung wirkt sich sehr günstig auf das iliosakrale Gelenk aus.
Jede Variation 3–5 mal wiederholen.
Dynamische Entspannung in Bauchlage.

VYAGHRASAN (Tiger)

Grundstellung: Fersensitz, Rücken gerade, Hände leicht auf die Oberschenkel gelegt.

– EINATMEND mit aufrechtem Oberkörper und nach vorn gestreckten Armen den Kniestand einnehmen; sich nur mit Gesäß- und Oberschenkelmuskulatur aufheben. Der Oberkörper bleibt gerade, ohne Vorbeugen oder Schwung.

– AUSATMEND sich langsam vorbeugen, die Hände unter den Schultern auf den Boden stützen, (Arme und Oberschenkel bilden mit dem Boden einen rechten Winkel), den Rücken beugen. Das rechte Knie beugen und nach vorn ziehen, den Kopf senken, bis die Nase das Knie berührt.

– EINATMEND den Rücken durchhängen lassen, wie bei MARJARI (Katze), den Kopf heben, der Blick ist nach oben gerichtet. Das rechte Bein nach hinten hochstrecken.

Die zwei Bewegungen (Knie nach vorn ziehen – Bein nach hinten hochstrecken) im Atemrhythmus 5 mal wiederholen.

– AUSATMEND Grundstellung einnehmen.

Die Übung mit dem linken Bein wiederholen.

Die gesamte Übung 3 mal wiederholen.

Entspannung in Rückenlage.

Abb. 88

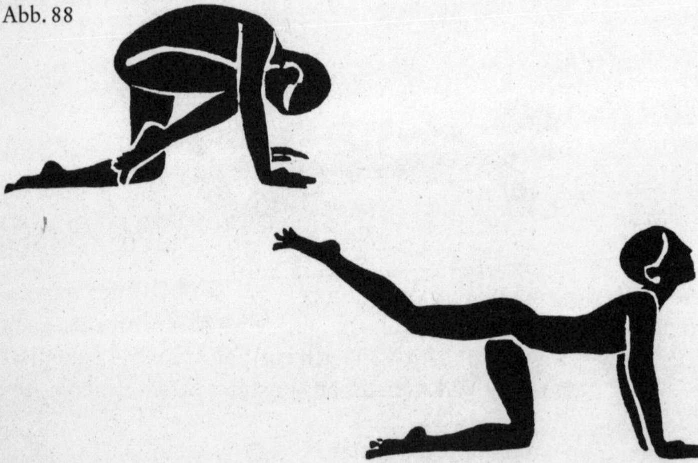

Wirkung:

Die Übung wirkt ähnlich wie MARJARI (Katze). Die Streckung der Beine wirkt dehnend auf die verkürzten Hüftbeuger und hilft dadurch die Lage des Beckens zu korrigieren.

Sie stärkt die erschlafften Gesäß- und Bauchmuskeln, vergrößert die Beweglichkeit der Hüftgelenke, entspannt die schrägen Bauchmuskeln und die Muskulatur im Bereich des oberen Teiles der Wirbelsäule.

Sie hilft bei der Einübung der Yoga-Vollatmung, weil sich dabei der Umfang der Atembewegungen in allen drei Bereichen der Lunge vergrößert.

Neben dieser Wirkung mildert sie auch Menstruationsschmerzen.

HASTA UTHANASAN
(Arme über dem Kopf kreuzen)

Grundstellung: Stand mit leicht gegrätschten Beinen. Arme locker neben dem Körper.

- Eine Zeitlang mit geschlossenen Augen auf die Körperhaltung konzentrieren; Bauch- und Hüftmuskeln leicht angespannt, Rücken gerade, aber entspannt. Das Gewicht des Körpers unter den Fußsohlen spüren.
- EINATMEND die Arme langsam seitwärts bis zur Schulterhöhe heben, Arme weit ausstrecken. Der mit den Fingerspitzen umschriebene Bogen sollte möglichst groß sein.
- AUSATMEND die Bewegung nach oben kontinuierlich fortsetzen, die Arme über dem Kopf kreuzen; abwechselnd ist der eine und der andere Arm vorn.
  Arme leicht nach hinten drücken (um den Rundrücken zu korrigieren). Der Kopf ist stets in der Körperachse, beim Kreuzen weder nach vorn noch nach hinten gesenkt.
- EINATMEND die Arme – wieder in einem weiten Bogen – bis zur Schulterhöhe sinken lassen.
- AUSATMEND ohne Unterbrechung die Bewegung der Arme bis zur Grundstellung fortsetzen.

5–10mal wiederholen mit Konzentration auf die Koordination der Bewegung mit der Atmung und auf langsame, genaue Durchführung.

Abb. 89

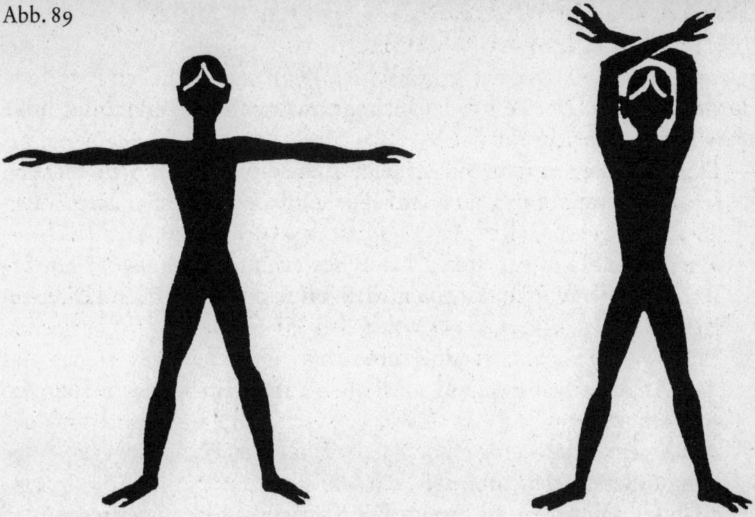

Wirkung:
Die Übung korrigiert leichte Dislokationen in den Gelenksverbindungen zwischen den Rippen und der Wirbelsäule, entspannt alle Rückenmuskeln, besonders die parallelen Muskeln entlang der Wirbelsäule, und lindert die Steifheit der Schultergelenke und der Nackenmuskulatur.
Die Anspannung der Bauchmuskeln stärkt die Zwischenrippenmuskeln. Dadurch wird die Wirbelsäule bis zu den Lendenwirbeln, wo das Zwerchfell befestigt ist, günstig beeinflußt.

AKARAN DHANURASAN (Bogen spannen)

Grundstellung: Stand mit gegrätschten Beinen, der Rücken ist gerade und entspannt. Der rechte Fuß schaut nach vorn, während der linke Fuß nach links gedreht wird.

– Den linken Arm seitlich hochheben, bis die Hand in Schulterhöhe ist. Die Finger zur Faust schließen und den Daumen nach oben strecken.
– Die rechte Hand zur linken Hand bewegen und die gleiche Fingerstellung wie links einnehmen, den Blick auf den linken Daumen richten.
– EINATMEND die rechte Hand zurück bis zum rechten Ohr ziehen und den Atem etwas anhalten – so als ob man einen Bogen spannen würden.
– AUSATMEND die rechte Hand wieder zur linken Hand bewegen, nahe dem anderen Arm entlang.

Die Übung langsam und mit großer Konzentration ausführen.
Übung 3 mal nach links und 3 mal nach rechts aufführen.

Abb. 90

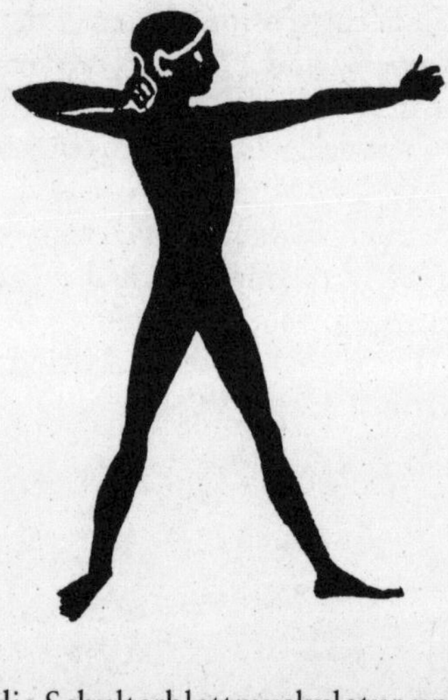

Wirkung:
Die Übung kräftigt die Schulterblattmuskulatur und fördert die Streckung der Brustwirbelsäule, sie »öffnet« den Brustkorb. Das hat eine große Wirkung auf die Atmung, die tiefer und langsamer wird.

KATICHAKRASAN (Ziehbrunnen)

Grundstellung: Stand mit gegrätschten Beinen. Der Oberkörper ist aufrecht, aber entspannt. Der Unterleib ist leicht eingezogen, die Gesäßmuskulatur angespannt. Hände vor dem Körper verschränken, Handflächen nach unten richten.

- EINATMEND die Arme über den Kopf heben und auf die Finger blicken. Kopf leicht nach hinten strecken (nicht im Lendenbereich nach hinten strecken!)
- TIEF ATMEND eine Zeitlang in leichter Dehnung der Arme und des ganzen Oberkörpers verbleiben und beobachten, wie sich bei der Atmung der obere Teil des Brustkorbes dehnt.
- AUSATMEND den Oberkörper samt den gestreckten Armen nach vorn beugen (das Kinn ist auch nach vorn gestreckt). Die Bewegung soll vom Becken, also von den Hüftgelenken ausgehen, so daß sich die Wirbelsäule als Ganzes nach vorn bewegt.
  Die Arme sollen stets in einer Linie mit Rumpf und Kopf bleiben. Der Blick folgt ihrer Bewegung.
  In der letzten Phase sollte der Oberkörper und in seiner Verlängerung auch die Arme einen rechten Winkel zu den Beinen bilden.
- EINATMEND in dieser Stellung langsam nach rechts drehen.
- AUSATMEND zurück zur Mitte drehen.
- EINATMEND kontinuierlich die Drehung auf die andere Seite fortsetzen.
- AUSATMEND zurück zur Mitte kommen.

Dies ist eine Runde; 5mal wiederholen.

- Zum Abschluß EINATMEND aus der Mittellage hochkommen.
- AUSATMEND zur Grundstellung zurückkommen.

Entspannung in der Rückenlage.

Abb. 91

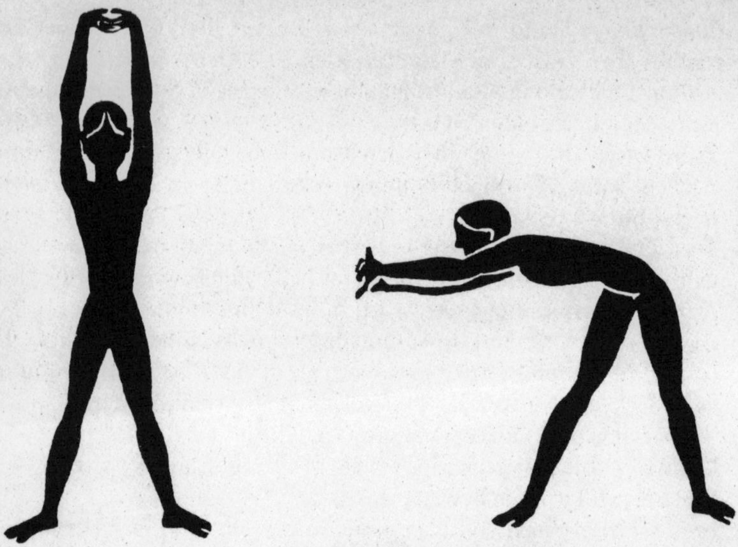

Wirkung:
Bei genauer Durchführung stärkt die Übung die Rückenmuskeln. Sie wirkt günstig auf die Hüftgelenke, dehnt die Sehnen auf der Hinterseite der Beine, die Gesäßmuskeln und die seitlichen Rumpfmuskeln.

Achtung: Bei Bandscheibenstörungen vor dem Übungsbeginn mit einem Fachmann reden!

Drehung mit gestreckten Beinen in Bauchlage

Variation a)

Beinstellung: Beine gestreckt, geschlossen, Zehen aufgestellt.

- AUSATMEND die Beine (Fersen) nach *rechts* drehen, bis sich auch die linke Beckenseite vom Boden hebt. Gleichzeitig den Hinterkopf nach *links* drehen, bis der Kopf auf dem linken Ohr liegt. Der Blick ist dabei nach rechts gerichtet, also zur selben Seite, auf die sich auch die Fersen drehen. Das Kinn bleibt stets zwischen den Fingern.
- EINATMEND die Bewegung in Gegenrichtung fortsetzen: Kopf und Beine allmählich und *gleichzeitig* zur Grundstellung zurückführen.
- AUSATMEND ohne Unterbrechung, kontinuierlich die Drehung auf die andere Seite fortsetzen, also die Fersen nach links, den Hinterkopf nach rechts drehen.

3–5 mal wiederholen.
Dynamische Entspannung in Bauchlage.

Abb. 92

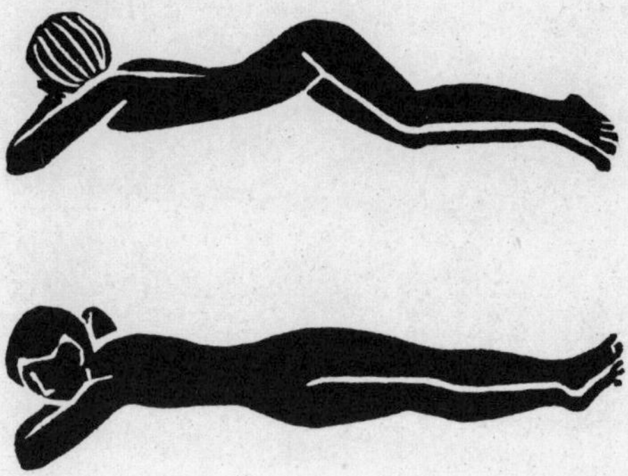

Variation b)
Beinstellung: Füße eine Fußlänge voneinander entfernt, Zehen aufgestellt.

Abb. 93

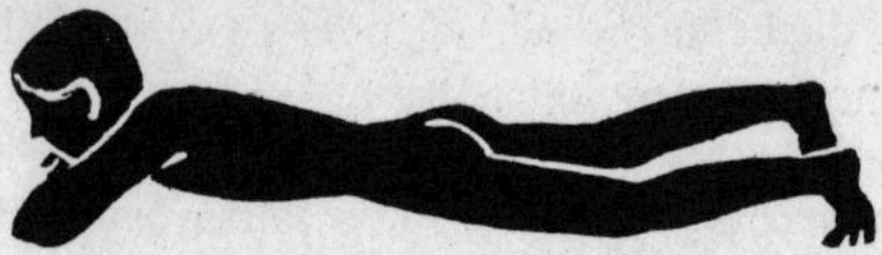

Bei der Endphase der Drehung berührt die linke Ferse die rechte Zehenspitze und umgekehrt.

3–5 mal wiederholen.

Dynamische Entspannung in Bauchlage.

Drehung mit überkreuzten Beinen in Bauchlage

Variation a)
Beinstellung: Beine gestreckt, Füße überkreuzt, ein Fuß quer über dem anderen Fußgelenk. Die Zehen des unteren Fußes sind aufgestellt. Die Fersen bewegen sich nach links, der Hinterkopf nach rechts.

Abb. 94

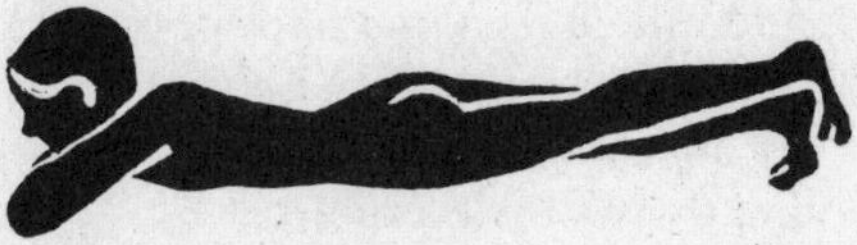

Variation b)
Beinstellung: Beine gestreckt. Die ersten zwei Zehen des einen Fußes auf die andere Ferse gestützt. Die Zehen des unteren Fußes aufgestellt. Die Bewegung in der gleichen Weise wie Variation a)

Abb. 95

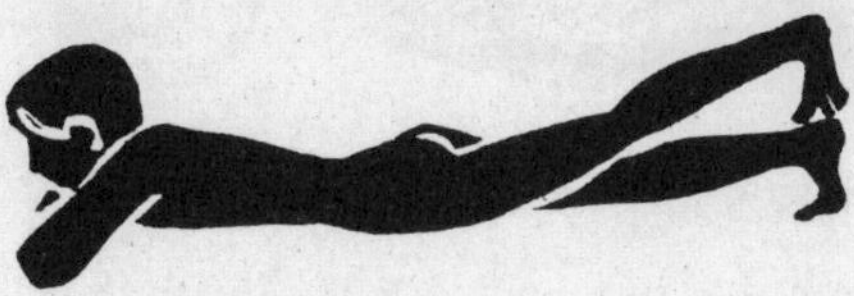

Beobachten Sie, wie der Bewegungsumfang und damit der Zug auf die Wirbelsäule in dieser Lage vergrößert wird.

Die Asymmetrie dieser Stellung spüren und sich an alles erinnern, was darüber schon bei der entsprechenden Übung in Rückenlage gesagt wurde.

Jede Variation 3–5 mal wiederholen, dann die Beinstellung wechseln und fortsetzen.

Dynamische Entspannung in Bauchlage.

TRIYAK BHUJANG ASAN (Drehende Kobra)

Grundstellung: Bauchlage, die Beine sind leicht gegrätscht, die Zehen aufgestellt. Die Hände stützen sich neben den Schultern auf dem Boden.

- EINATMEND den Oberkörper soweit vom Boden heben, daß der Unterleib bis zum Nabel auf dem Boden aufliegt, den Blick nach oben richten.
- AUSATMEND über die rechte Schulter auf die linke Ferse blicken.
- EINATMEND zur Mitte drehen und nach oben blicken.
- AUSATMEND langsam in die Ausgangsposition zurückkehren.

Die Übung auf der anderen Seite ausführen.
Die gesamte Übung 3–5 mal wiederholen.
Tigerentspannung (s. S. 135).

Abb. 96

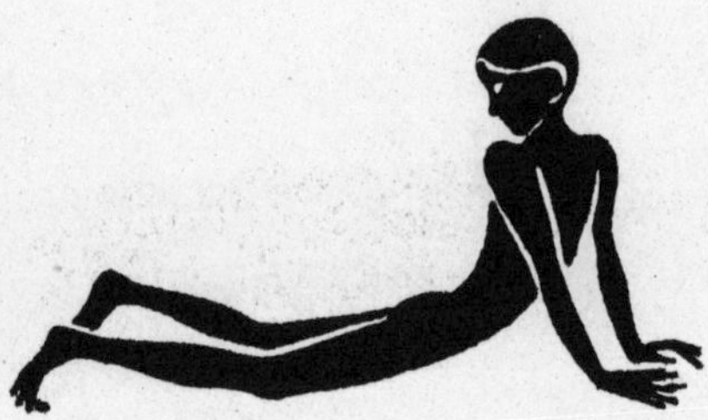

Wirkung:
Dehnt die Bauchmuskulatur und fördert die Streckung der Wirbelsäule. Wirkt entspannend auf die tiefe Rückenmuskulatur und die schräge Bauchmuskulatur. Zusätzlich wirkt die Übung stimulierend auf den Verdauungstrakt.

Achtung: Wenn diese Übung Schmerzen bereitet, soll sie nicht durchgeführt werden!

Tigerentspannung

Grundstellung: Bauchlage
- Den Körper etwas auf die linke Seite drehen.
- Die linke Wange auf den linken, gebeugten Arm legen. Der linke Ellenbogen weist nach oben.
- Die rechte Hand auf den linken Handrücken legen (der rechte Ellenbogen weist nach unten).
- Das rechte Knie anziehen, so daß das Knie und der (rechte) Ellenbogen einander berühren.

Wer eine zu große Spannung im Schulterbereich fühlt, kann den anderen Arm locker hinter den Körper auf den Boden legen.

In dieser Stellung den ganzen Körper entspannen und die Atembewegungen im Brustkorb-, Bauch- und Rückenbereich bewußt wahrnehmen.

Die Stellung auch auf der anderen Seite durchführen.

Abb. 97

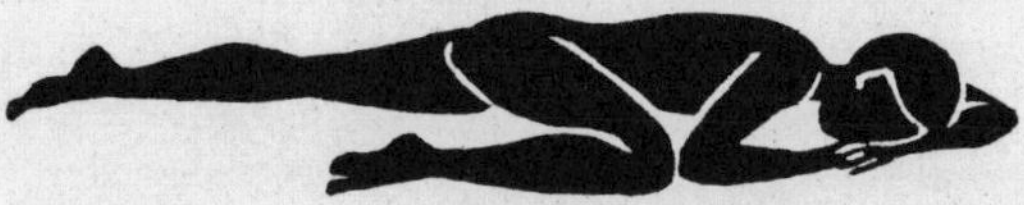

KATHU PRANAM

Diese Übungsreihe wird zuerst mit normaler Atmung durchgeführt, so daß die Konzentration auf die korrekte Durchführung der Übungen gelenkt werden kann. Erst danach sollen die einzelnen Stellungen mit entsprechend angepaßter Atmung durchgeführt werden, um die Wirkung zu verstärken.

1. EINATMEND die gestreckten Arme über den Kopf heben und etwas nach hinten bewegen. Die Handflächen dabei zusammen halten, den Blick auf die Hände richten.
2. AUSATMEND den geraden Rücken nach vorn bewegen, Arme und Rücken dabei in einer Linie halten. Das Gesäß bleibt auf den Fersen. Den Blick stets auf die Hände richten. Den Oberkörper soweit hinunter bewegen, bis der Bauch auf den Oberschenkeln liegt. Erst dann die Stirn, beide Handflächen und die Unterarme auf den Boden legen.
3. ATEM ANHALTEN und den Rumpf dicht entlang des Bodens nach vorn ziehen, so daß Kinn, Brust, Handflächen, Knie und Zehen den Boden berühren. Oberschenkel, Becken und Bauch sind nicht im Kontakt mit dem Boden.
4. EINATMEND den Oberkörper so weit nach vorn bewegen, bis der Bauch auf dem Boden liegt. Den Oberkörper nach oben bewegen und nach hinten durchstrecken. Die Arme nur so weit strecken, daß der Unterleib noch auf dem Boden liegt. Die Schulterblätter nach unten drücken. Die Beine sind entspannt, die Füße liegen flach auf dem Boden. Den Blick nach oben richten.
5. AUSATMEND das Gesäß hochheben, bis die gestreckten Arme und der Oberkörper eine Linie bilden und die Stellung wie ein Hügel aussieht. Den Kopf locker zwischen den Armen hängen lassen, den Blick auf den Nabel richten. Die Beine durchstrecken. Die ganzen Fußsohlen berühren den Boden. Das Körpergewicht wird gleichmäßig von den Händen und Füßen gehalten.
6. EINATMEND den rechten Fuß zwischen die Hände stellen, so daß der Unterschenkel senkrecht zum Boden steht und der Oberschenkel den Bauch berührt. Die Zehen des linken Fußes aufstellen. Den Blick nach oben richten. (Bei der nächsten Runde das linke Bein nach vorn stellen).

7. AUSATMEND die gefalteten Hände über den Kopf heben und etwas weiter zurückbewegen. Den Blick auf die Hände richten.
8. EINATMEND Stellung 6 einnehmen.
9. AUSATMEND den hinteren linken Fuß neben den rechten nach vorn stellen, die Beine durchstrecken. Oberkörper und Kopf locker nach unten hängen lassen.
10. EINATMEND Oberkörper und Arme langsam nach oben bewegen. Den Oberkörper weit nach oben und etwas zurück strecken. Den Blick auf die gefalteten Hände richten.
11. AUSATMEND Arme und Oberkörper gleichzeitig langsam nach vorn beugen, bis die Hände den Boden berühren wie in Stellung 9.
12. EINATMEND den rechten Fuß zurückstellen und auf die Zehen stützen. Den Blick nach oben richten wie in Stellung 8.
13. AUSATMEND die Arme mit gefalteten Händen nach oben bewegen wie in Stellung 7.
14. EINATMEND die Hände auf den Boden stützen wie in Stellung 6.
15. AUSATMEND den linken Fuß neben den rechten stellen und das Gesäß hochheben wie in Stellung 5.
16. EINATMEND das Becken langsam zum Boden senken und den Oberkörper nach oben und zurück strecken, den Blick nach oben richten wie in Stellung 4.
17. AUSATMEND Kinn und Brust auf den Boden stützen wie in Stellung 3.
18. ATEM ANHALTEND den Rumpf dicht über dem Boden zurückziehen, bis das Gesäß bei den Fersen ist wie in Stellung 2
19. EINATMEND mit geradem Rücken und gestreckten Armen in den Fersensitz hochkommen wie in Stellung 1.
20. AUSATMEND Grundstellung einnehmen.

Den gesamten Übungsablauf mindestens 3 mal wiederholen.

Anschließend Entspannung und bewußtes Nachspüren. Es wird empfohlen, diese Übungsfolge anfangs stufenweise auszuführen, das heißt in jeder Stellung eine Zeitlang bei normaler Atmung zu verharren und bei jeder Ausatmung die verspannten Bereiche mehr und mehr entspannen.

Wirkung der Übungsreihe:
Allgemein gesagt, wirkt diese Übungsreihe besonders auf alle Muskeln des Rumpfes, die die Beugung und Streckung der Wirbelsäule verursachen. Sie wirkt kräftigend, dehnend, entspannend und durchblutend, fördert die Beweglichkeit der gesamten Wirbelsäule und hat eine sehr gute Wirkung bei Rückenschmerzen. Sie dehnt alle verkürzten Muskeln, speziell die auf der Hinterseite der Oberschenkel und die Hüftbeuger.

Stellung 1 und 19: Streckt besonders den Bereich der Brustwirbelsäule und ist daher bei einem Rundrücken günstig. Kräftigt die Schultermuskulatur und die gesamte Muskulatur entlang der Wirbelsäule.

Stellung 2 und 18: Entspannt die Nacken-, Schulter- und Rückenmuskulatur mit besonderer Wirkung für den Lendenwirbelbereich. Der Kopf wird besser durchblutet, was die Kopf- und auch Nackenschmerzen beseitigen kann. Außerdem wirkt sie stark beruhigend.

Stellung 3 und 17: Kräftigt die Muskulatur entlang der Wirbelsäule und wirkt gegen verstärkte Brustkyphose und Rundrücken.

Stellung 4 und 16: Kräftigt die Rücken- und Armmuskulatur. Streckt die gesamte Wirbelsäule und dehnt die Bauch- und die verkürzte Hüftbeugemuskulatur.

Stellung 5 und 15: Kräftigt die Arm-, Schulter-, Rücken- und Beinmuskulatur. Dehnt die Muskulatur auf der Hinterseite der Beine. Entspannt die Nackenmuskulatur und durchblutet den Kopf.

Stellung 6 und 14: Kräftigt die Rücken- und Nackenmuskulatur. Durch den Druck des Oberschenkels auf den Bauch werden die Bauchorgane massiert und das Zwerchfell gestärkt.

Stellung 7 und 13:Kräftigt die Rücken- und Schultermuskulatur. Dehnt die Zwischenrippenmuskeln, Bauchmuskulatur und die verkürzten Hüftbeugemuskeln.

Stellung 8 und 12: siehe Stellung 6 und 14.

Stellung 9 und 11: dehnt die Muskulatur auf der Hinterseite der Beine. Entspannt die Rücken- und Nackenmuskulatur, durchblutet den Kopf.

Stellung 10: Dehnt die Bauchmuskulatur und die Zwischenrippenmuskeln. Kräftigt die Rückenmuskulatur. Beeinflußt den Solar-Plexus günstig.

Grundstellung: Fersensitz mit aufrechtem, entspannten Oberkörper. Die Hände liegen locker auf den Oberschenkeln, die Schultern sind entspannt.

Abb. 98 – Abb. 107

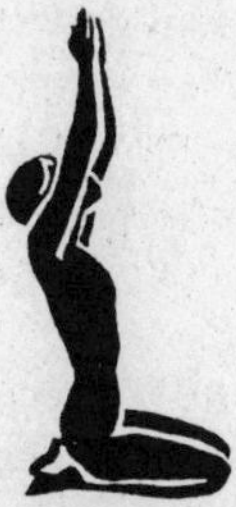

Stellung 1 und 19

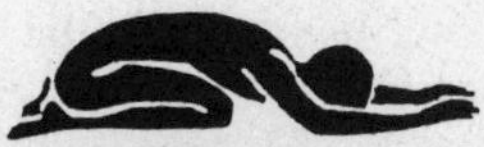

Stellung 2 und 18

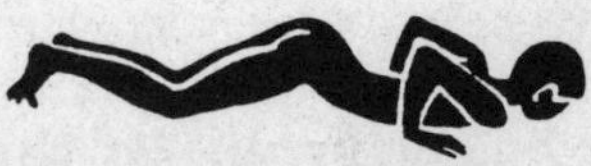

Stellung 3 und 17

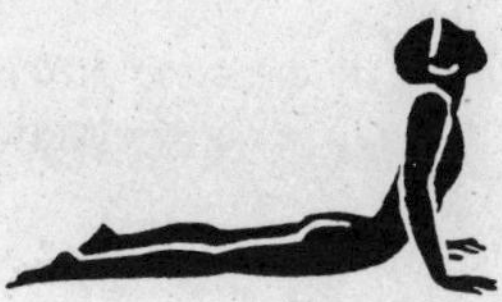

Stellung 4 und 16

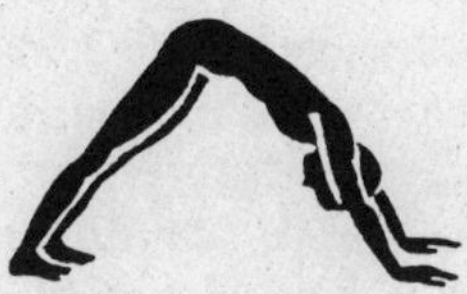

Stellung 5 und 15

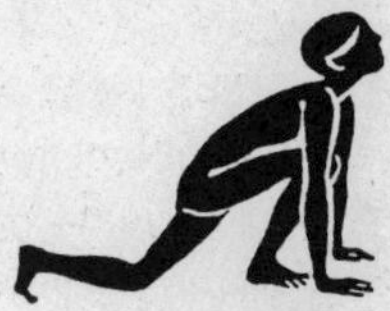

Stellung 6 und 14

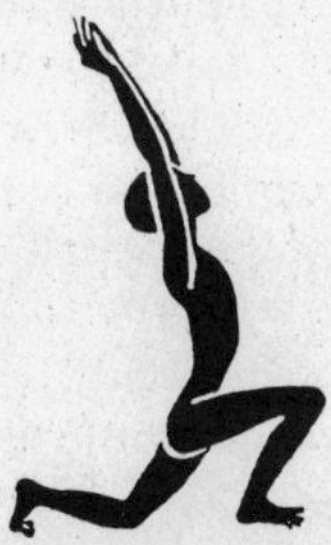

Stellung 7 und 13

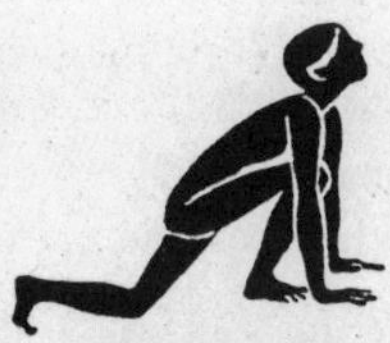

Stellung 8 und 12

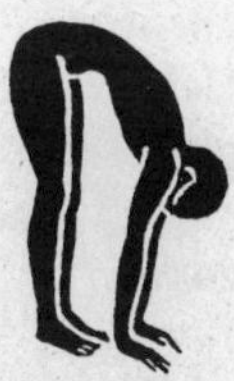

Stellung 9 und 11

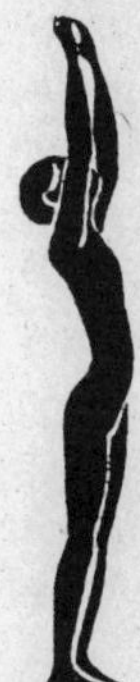

Stellung 10

TRIKONASAN (Triangel)

Grundstellung: Stand mit gegrätschten Beinen, Arme locker neben dem Körper hängen lassen, der Rücken ist aufrecht, aber entspannt.

Variation a)

- AUSATMEND vom Hals beginnend einen Wirbel nach dem anderen nach rechts beugen, die rechte Hand am rechten Bein entlang rutschen lassen, bis sie den Fußknöchel berührt.
  Die linke Hand gleichzeitig auf der linken Seite hochziehen, bis sie die Achselhöhle erreicht, den Blick auf den linken Ellenbogen richten.
  Das Becken stets in derselben Lage halten: nicht die linke Hüfte zur Seite drücken, um sich weiter nach rechts zu beugen; die Beugung soll sich nur in der Wirbelsäule abspielen.
  Nur zur Seite beugen, nicht nach vorn; nicht der Bewegungsumfang ist in diesem Fall wichtig, sondern das richtig durchgeführte Seitwärtsbeugen.
- TIEF ATMEND 10–20 Atemzyklen in der Stellung bleiben und durch die Atembewegungen ihre Wirkung auf die ganze Wirbelsäule verstärken.
- EINATMEND hochkommen.
- AUSATMEND zur Grundstellung zurückkommen.

Die Übung auf der anderen Seite ausführen.
3–5 mal auf jeder Seite wiederholen.

Variation b)

- EINATMEND die Arme seitlich bis in die Schulterhöhe hochheben.
- AUSATMEND wie in Variation a) nach rechts beugen und die rechte Hand bis zum rechten Fußknöchel rutschen lassen. Den linken Arm über den Kopf heben, bis der Oberarm das Ohr berührt, und ihn zusammen mit dem Kopf bis in die Horizontale bewegen. Der Blick ist nach vorn gerichtet.
- TIEF ATMEND 10-30 Atemzyklen in der Stellung verbleiben und durch die Atembewegungen die Wirkung auf die ganze Wirbelsäule verstärken.
- EINATMEND hochkommen.
- AUSATMEND zur Grundstellung zurückkommen.

Die Übung auf der anderen Seite wiederholen.
Die gesamte Übung 3–5 mal wiederholen.

Abb. 108

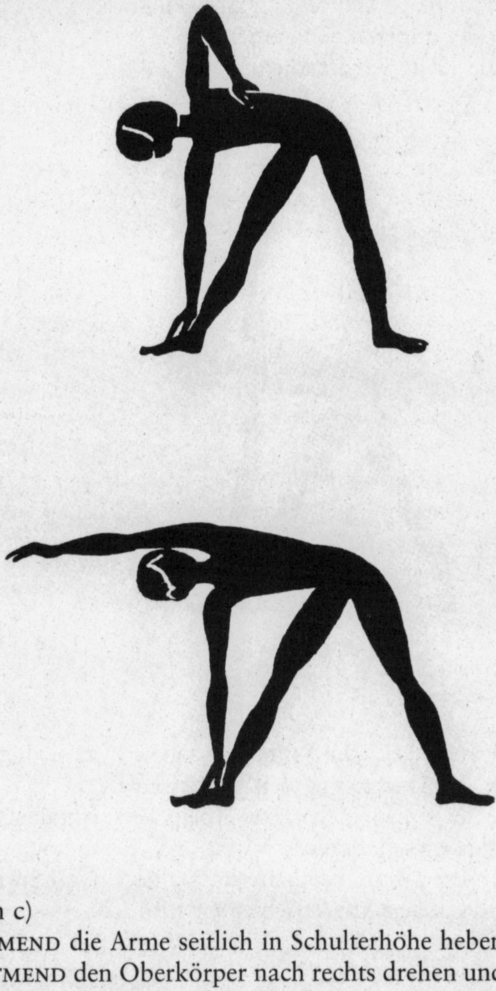

Variation c)

– EINATMEND die Arme seitlich in Schulterhöhe heben.
– AUSATMEND den Oberkörper nach rechts drehen und langsam und entspannt nach vorn beugen, bis die linke Hand den rechten Fuß berührt und die rechte Hand nach oben zeigt. Den Blick auf die rechte Hand richten oder den Kopf hängen lassen.

- Tief atmend eine Zeitlang in dieser Stellung verharren und bei jeder Ausatmung mehr und mehr entspannen.
- Einatmend den Oberkörper langsam aufrichten.
- Ausatmend in die Grundstellung zurückkommen.

Die Übung auf der anderen Seite ausführen.
3–5 mal auf jeder Seite wiederholen.

Abb. 109

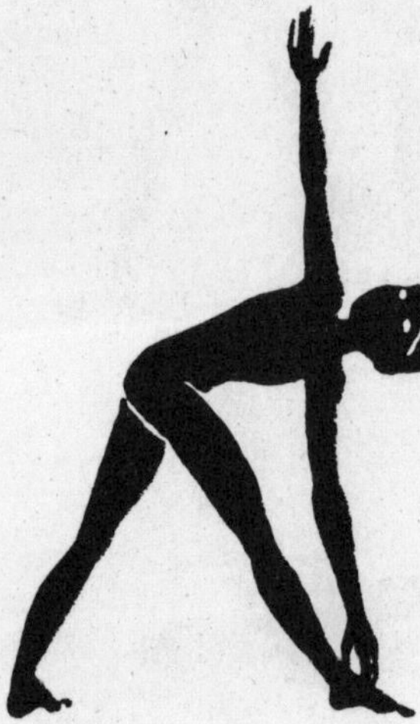

Wirkung:
Die Übung dehnt die seitliche Rumpfmuskulatur. Sie eignet sich bei einer seitlichen Verkrümmung der Wirbelsäule. Da sich auf der gedehnten Seite die Rippen fächerartig öffnen, verstärkt die Übung die Atmung speziell in diesem Bereich. Variation b) dehnt noch intensiver als Variation a). Variation c) beinhaltet zusätzlich eine Drehbewegung, was besonders die tiefen Muskelschichten anspricht.

ASCHWA SANCHALANASAN (Reiterstellung)

Grundstellung: Stand mit gegrätschten Beinen, der Oberkörper ist aufrecht, entspannt.

– AUSATMEND nach rechts drehen, rechtes Knie beugen, bis die Hände mit den Fingerspitzen neben dem linken Oberschenkel den Boden berühren. Der linke Fuß liegt flach auf dem Boden. Der Rücken ist gerade. Die Hüfte auf der Seite des linken (zurückgestreckten) Beines darf nicht nach hinten gedreht werden! Die Balance des Körpers liegt auf dem rechten Fuß, dem linken Knie und am linken Fußrücken.
– RUHIG ATMEND eine Zeitlang in der Stellung verbleiben, sich mit offenen Augen auf einen Punkt konzentrieren.

– EINATMEND zurück zur Grundstellung kommen.
Die Übung zur anderen Seite durchführen.
Entspannung.

Abb. 110

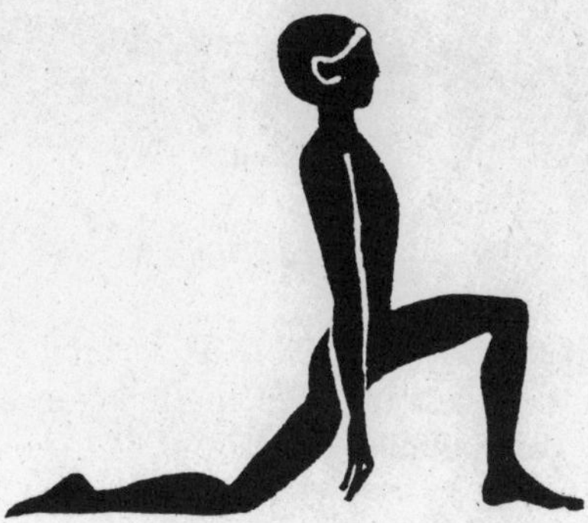

Wirkung:
Die Übung fördert eine aufrechte Haltung. Sie dehnt besonders die Hüftbeugemuskulatur des hinteren gestreckten Beines, auf das vordere wirkt sie kräftigend.

DVIKONASAN (Zweifaches Dreieck)

Grundstellung: Mit leicht gegrätschten Beinen aufrecht stehen.

- EINATMEND die Arme in einem weiten Bogen hinter den Rücken bringen und die Finger verschränken.
- AUSATMEND von den Hüftgelenken aus den Körper nach vorn beugen und den Kopf so nahe wie möglich zu den Knien bewegen. Die gestreckten Arme so weit wie möglich nach vorn oben bewegen.

In dieser Position so lange verharren, wie es angenehm ist. In den Lenden- und Kreuzbereich atmen.

- EINATMEND langsam hochkommen.
- AUSATMEND die Arme seitlich neben den Körper bewegen.

Die Übung 3 mal wiederholen.

Abb. 111

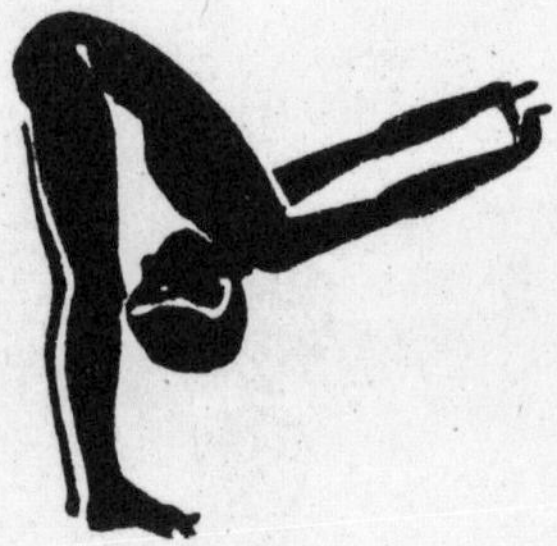

Wirkung:

Kräftigt die Schulterblattmuskulatur, fördert die Streckung der Brustwirbelsäule, entspannt die gesamte Rücken- und Nackenmuskulatur, außerdem wirkt sich diese Übung günstig auf die Atmung aus.

SETUASAN (Brücke)

Grundstellung: Aufrechter Langsitz.
- Die Arme hinter dem Körper abstützen, die Finger zeigen nach hinten.
- EINATMEND den Körper gestreckt hochheben und den Kopf locker nach hinten hängen lassen. Das Körpergewicht ruht auf Handflächen und Fußsohlen.
- NORMAL ATMEND diese Stellung so lange es angenehm ist halten.
- AUSATMEND in die Ausgangsposition zurückkehren.

Die Übung 2-3 mal wiederholen.
Entspannung in Rückenlage.

Abb. 112

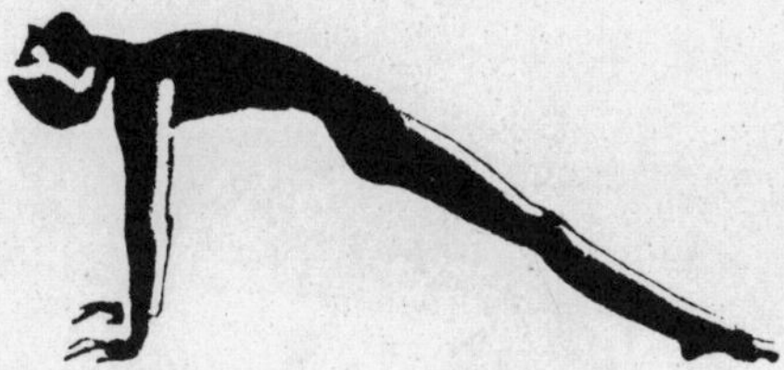

Wirkung:
Fördert die Streckung der Brustwirbelsäule und wirkt kräftigend auf die Arm-, Rücken- und Beinmuskulatur.

ARDHA CHAKRASAN (Halbkreis)

Grundstellung: Kniestand, das linke Bein ist seitwärts ausgestreckt. Das Knie durchdrücken, so daß sich das Becken beim Seitwärtsbeugen nicht verschieben kann.

- EINATMEND den rechten Arm nach oben strecken.
- AUSATMEND langsam einen Wirbel nach dem anderen vom Hals beginnend nach links beugen, bis die linke Hand den linken Fußknöchel berührt. Den rechten Arm über dem Kopf beugen, bis der Oberarm das Ohr berührt.
- TIEF ATMEND in der Stellung verbleiben, mit jeder Ausatmung die unnötigen Muskelspannungen lösen.
- EINATMEND sich langsam aufrichten.
- AUSATMEND in den Kniestand übergehen. Der Wirkung der Übung nachspüren.

Die Übung auf die andere Seite ausführen.
Je 2mal auf jede Seite wiederholen.

Abb. 113

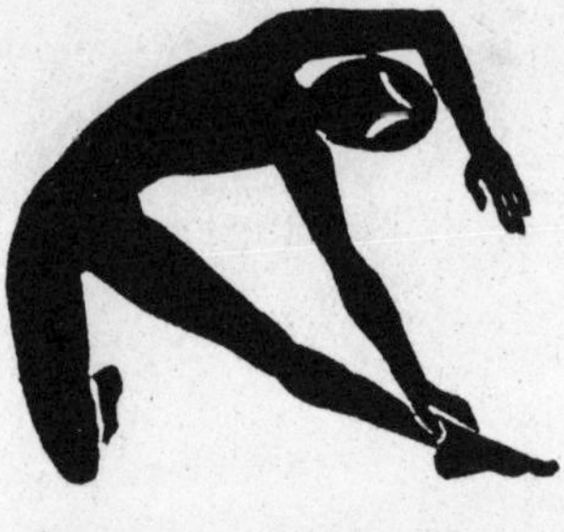

Wirkung:
Die gleiche wie bei TRIKONASAN (s. S. 142).

Die gefestigte Stellung des Beckens ermöglicht eine noch intensivere Bewegung der Wirbelsäule, auch in ihren weniger beweglichen Teilen.

MATSYASAN (Fisch)

Grundstellung: Langsitz
- Die Hände hinter den Körper auf dem Boden abstützen.
- Langsam die Ellenbogen beugen und den Oberkörper in einem Bogen haltend nach hinten bewegen, bis die Spitze des Kopfes den Boden berührt.
- In dieser Stellung eine Weile verharren. Dabei durch die Nase EINATMEN und durch den Mund AUSATMEN. Die Hände auf die Oberschenkel legen.
  Entspannung in Rückenlage oder Tigerentspannung.

Abb. 114

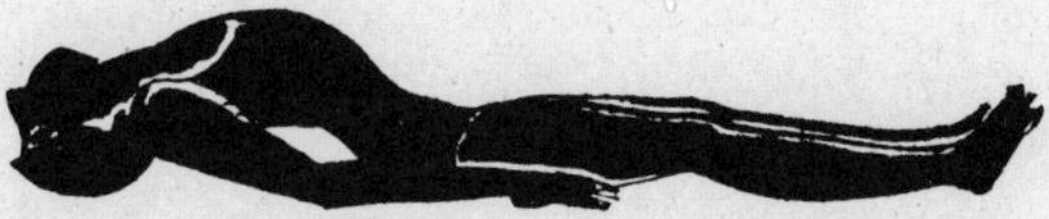

Wirkung:
Dehnt die Bauch- und Halsmuskulatur. Fördert die Streckung der Brustwirbelsäule. Vertieft die Atmung.

Achtung: Bereitet diese Übung Schmerzen, soll sie nicht durchgeführt werden.

TEIL C:
ANHANG

Zusammenfassung der Übungen, die auf die gesamte Wirbelsäule oder auf einzelne Wirbelsäulenabschnitte spezifisch einwirken

Übungen für die ganze Wirbelsäule

a) für die Beuge- und Streckmuskulatur

Katze (Marjari)

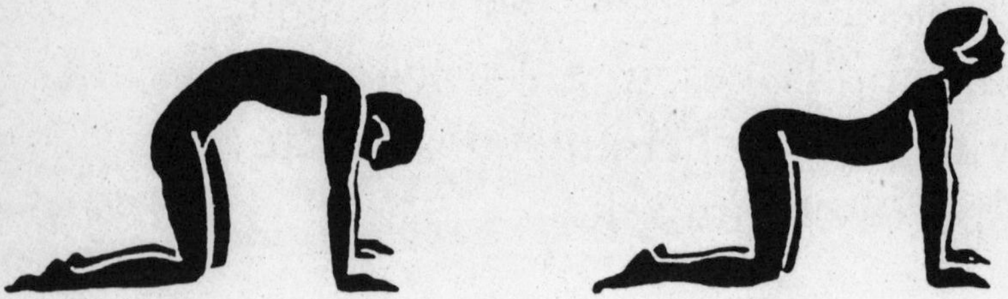

Vyaghrasan (Tiger)

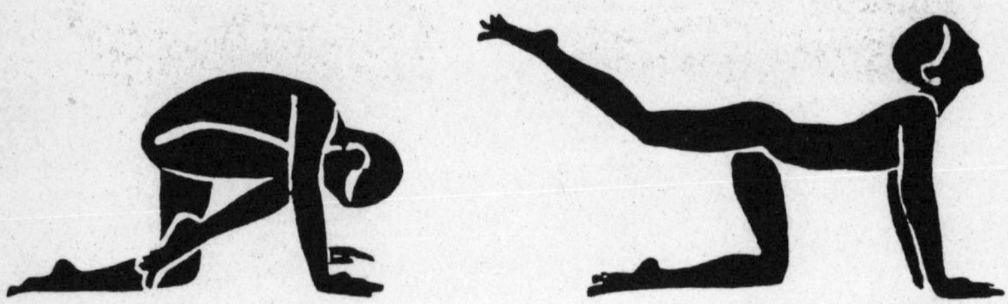

Dehnen in Bauchlage

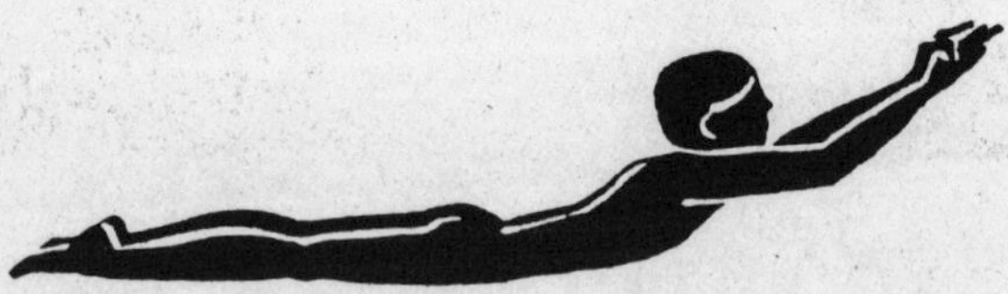

Wiege

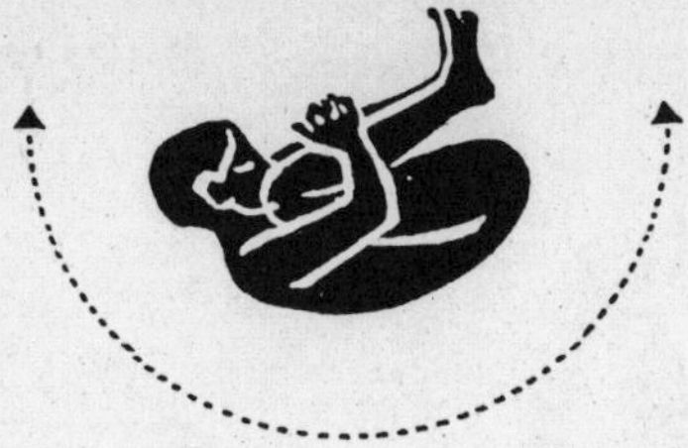

Rudern

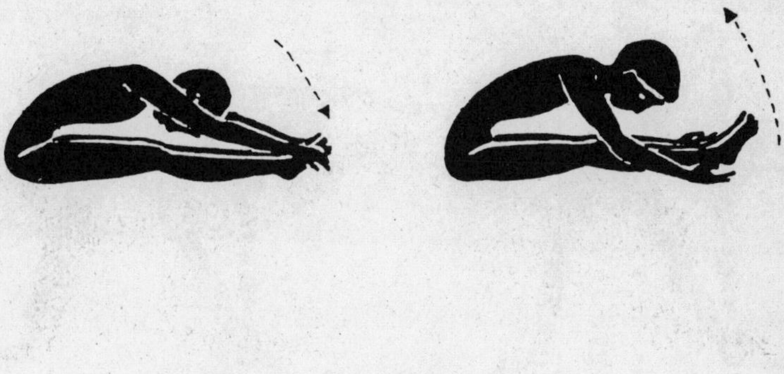

Yoga Mudra

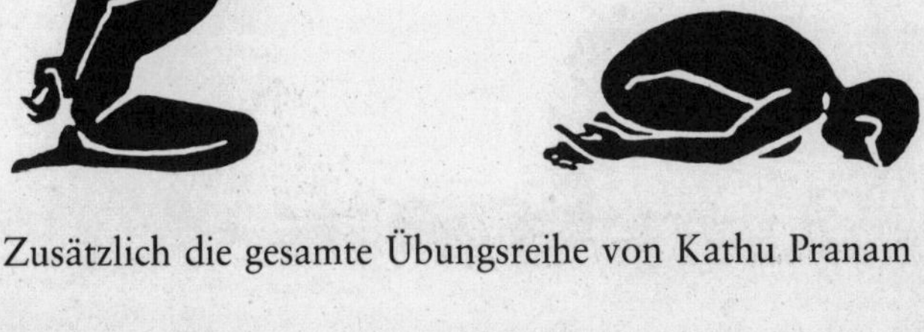

Zusätzlich die gesamte Übungsreihe von Kathu Pranam

b) für die seitliche Rumpfmuskulatur

Katichakrasan (Ziehbrunnen)

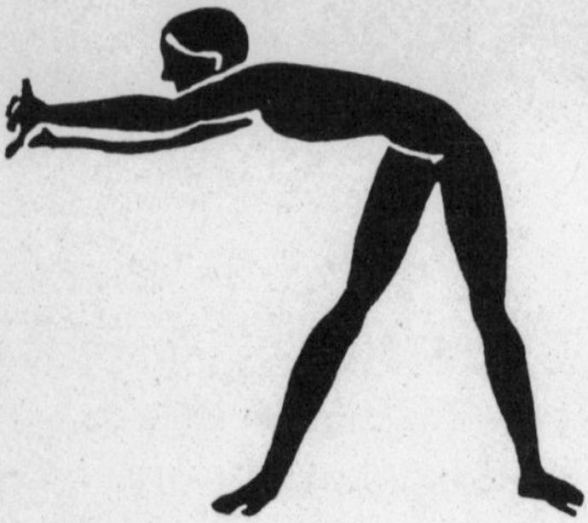

Ardha Chakrasan (Halbkreis)

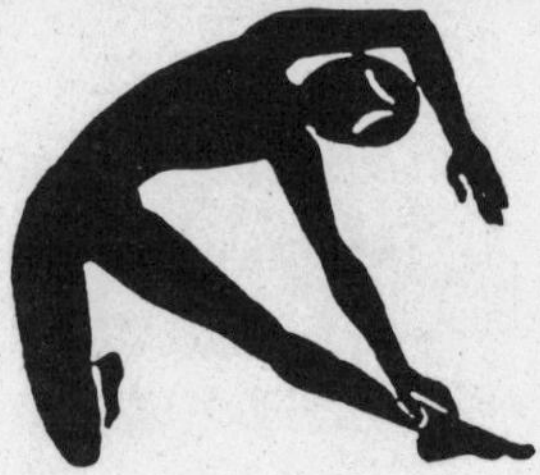

Trikonasan (Triangel)

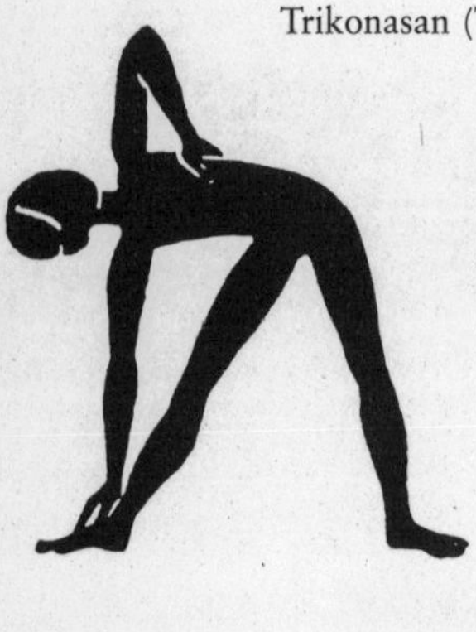

Trikonasan (Triangel)

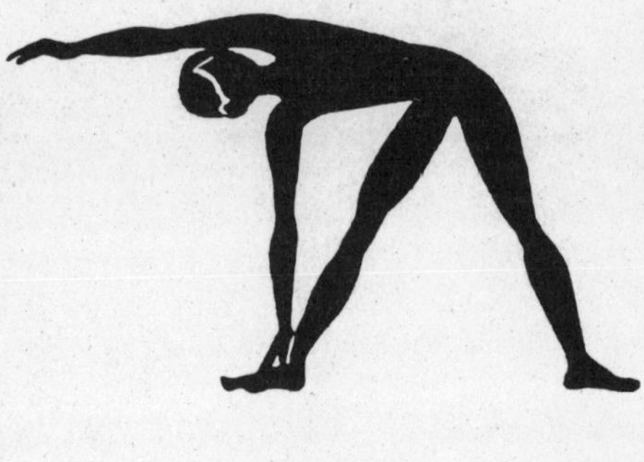

Seitliche Streckung des Rumpfes

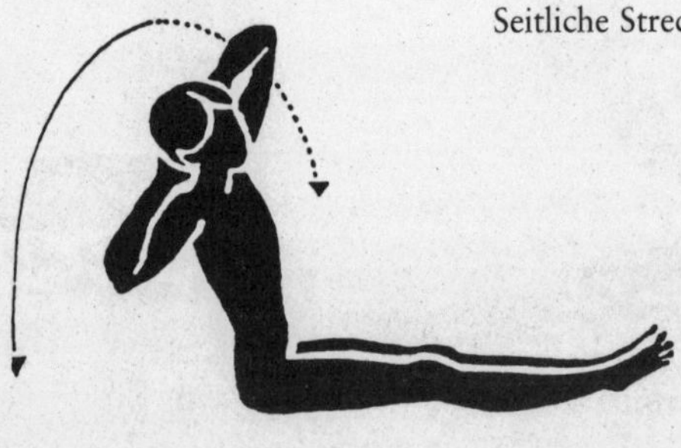

c) Drehübungen für die tiefe Rücken- und Halsmuskulatur und die schrägen Bauchmuskeln

Meru Vakrasan (Einfacher Drehsitz)

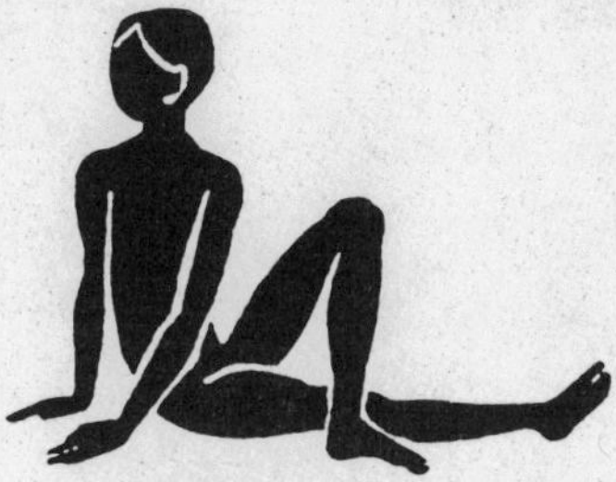

Triyak Bhujangasan (drehende Kobra)

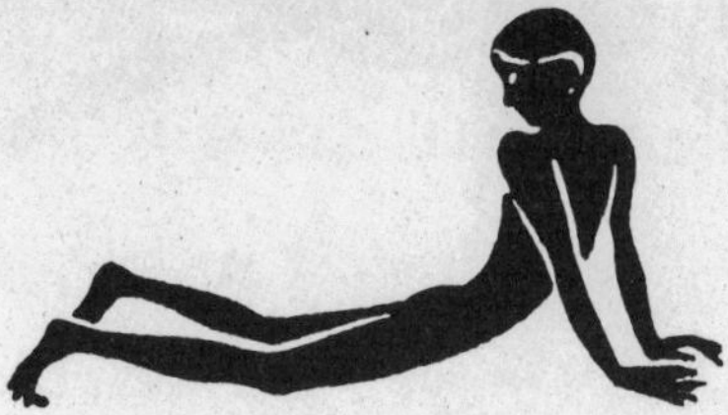

Bhunamanasan (Gruß der Erde)

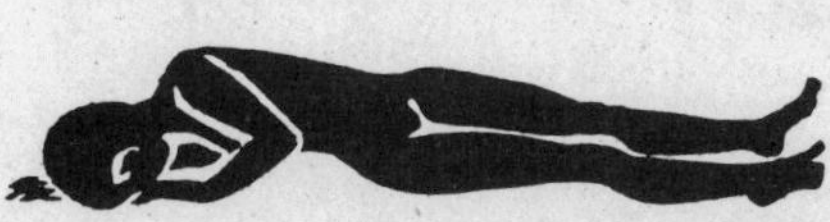

Torsion auf dem Rücken (alle Variationen)

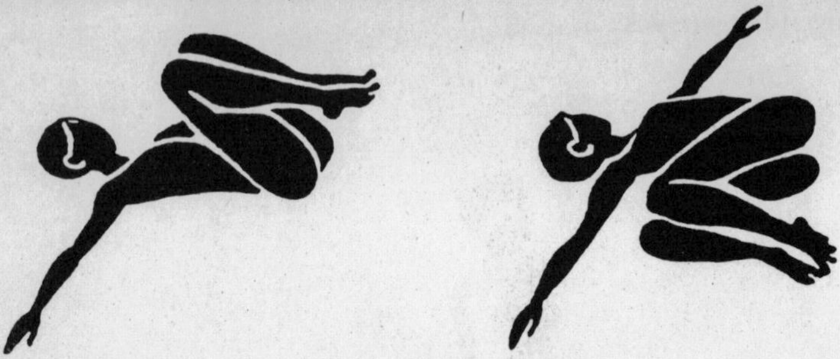

Torsion auf dem Bauch (alle Variationen)

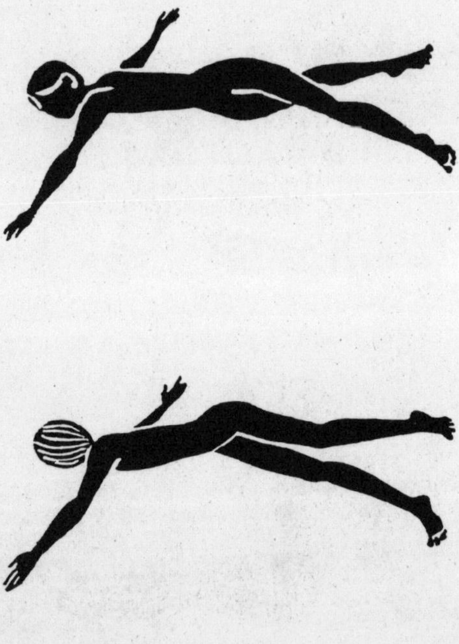

Übungen für die Halswirbelsäule

Nackenentspannung

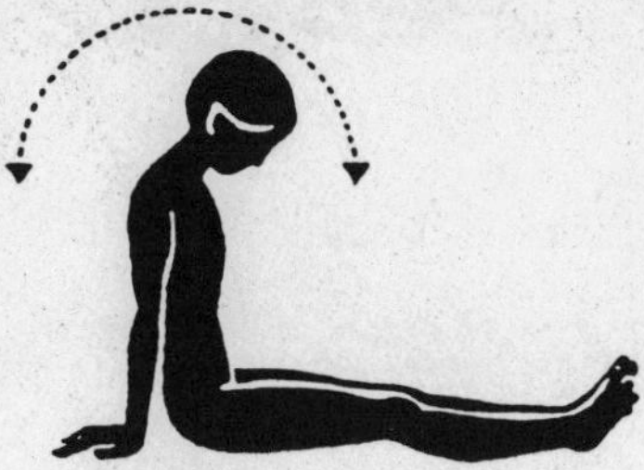

Kopfkreisen

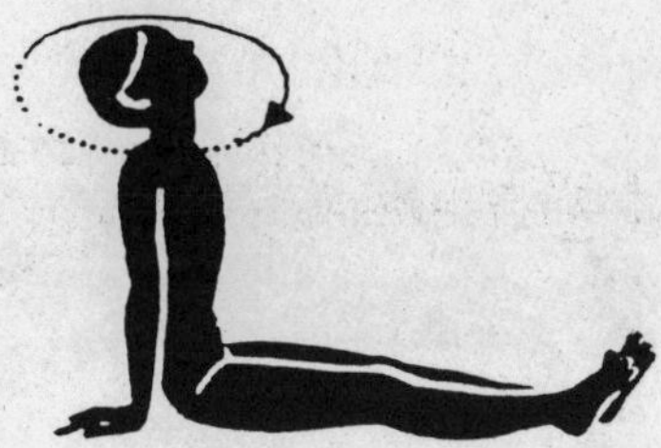

Schulterkreisen

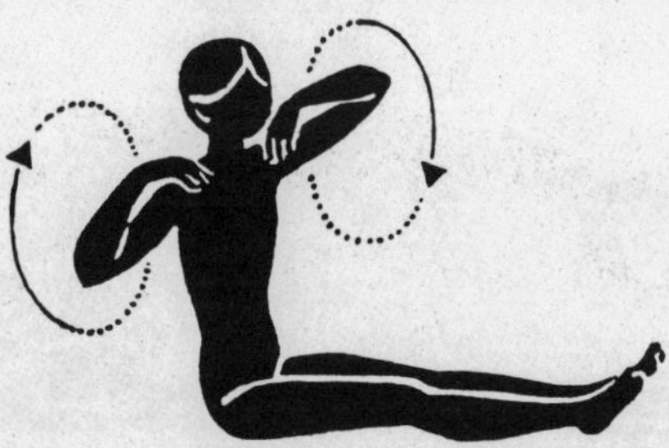

Kaninchen

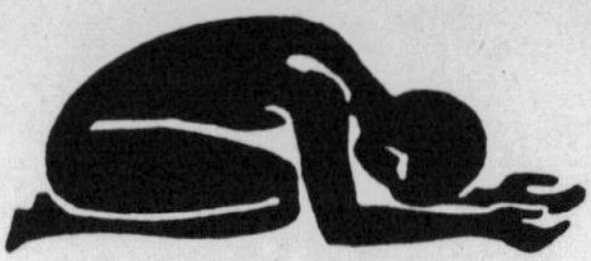

Triyak Bhujangasan (drehende Kobra)

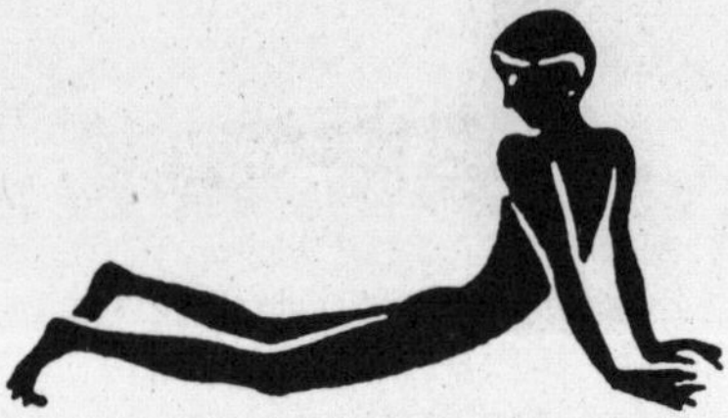

Entspannung des Nackens in der Bauchlage

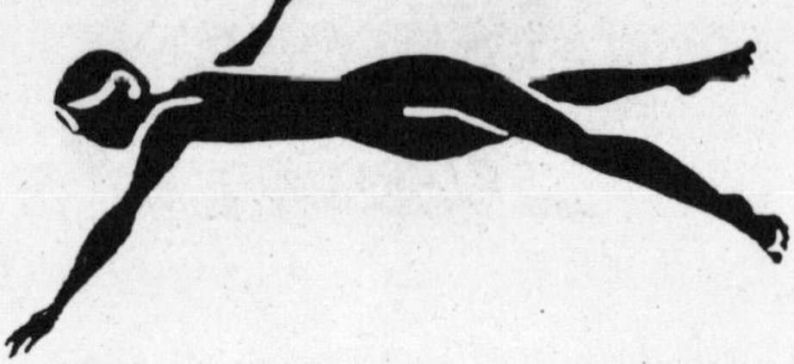

Yoga Mudra

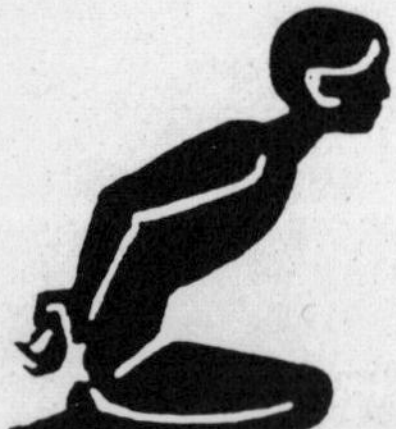

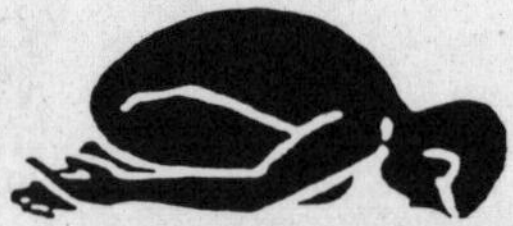

Übungen für die Brustwirbelsäule

Schulterkreisen

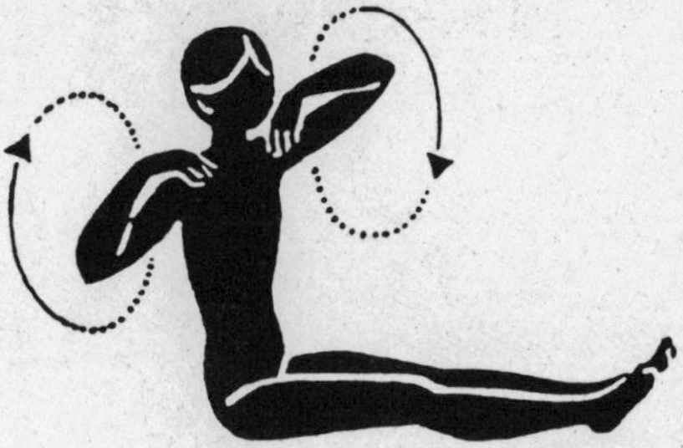

Seitliches Beugen

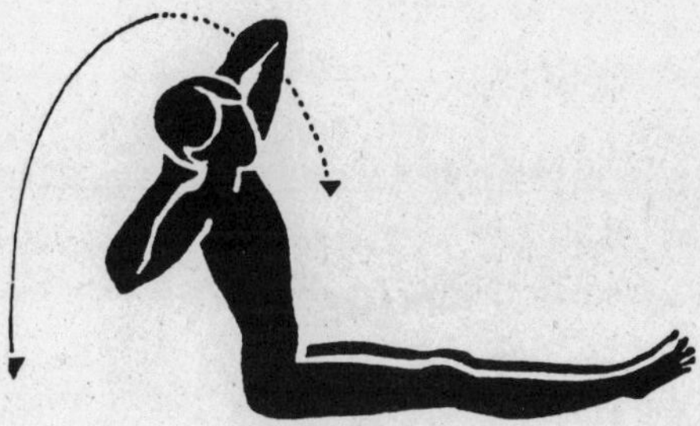

Arme Beugen

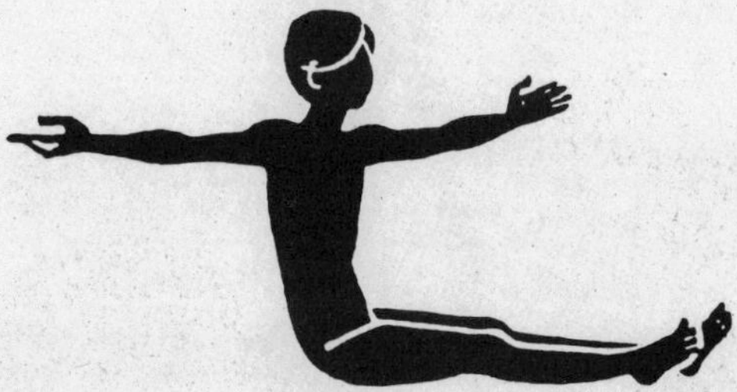

Arme hochstrecken

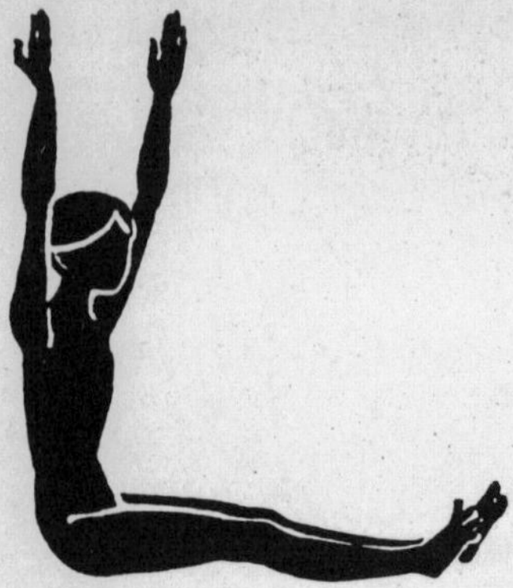

Arme kreuzen

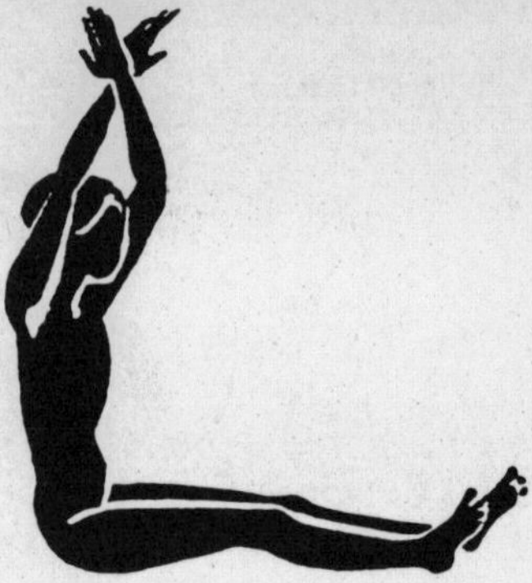

Hasta Uthanasan (Armkreuzen über dem Kopf)

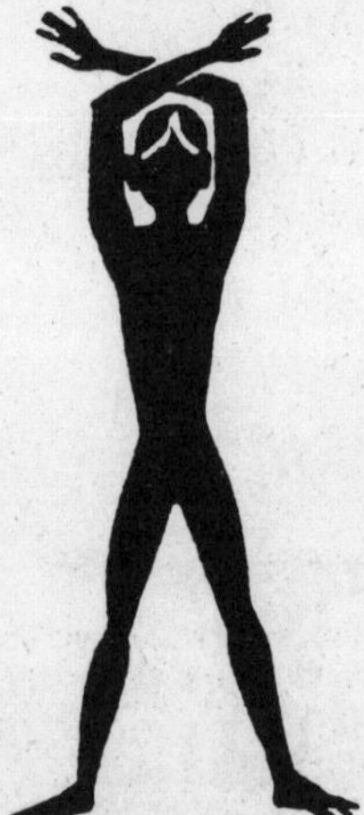

Dehnung in Bauchlage

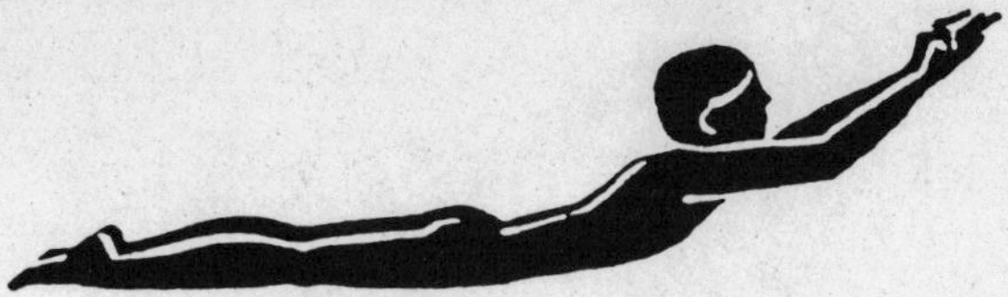

Uthan Pristhasan (Rumpf heben)

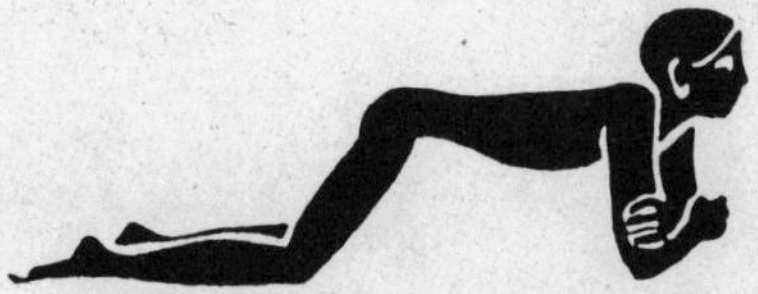

Entspannung der Brustwirbelsäule

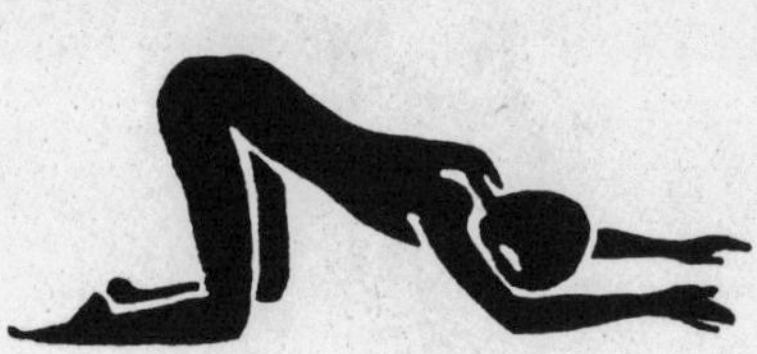

Kandharasan (Schulterpose)

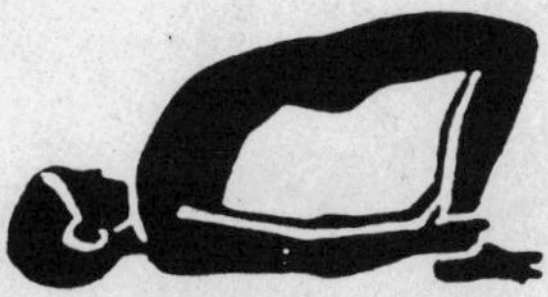

Setuasan (Brücke)

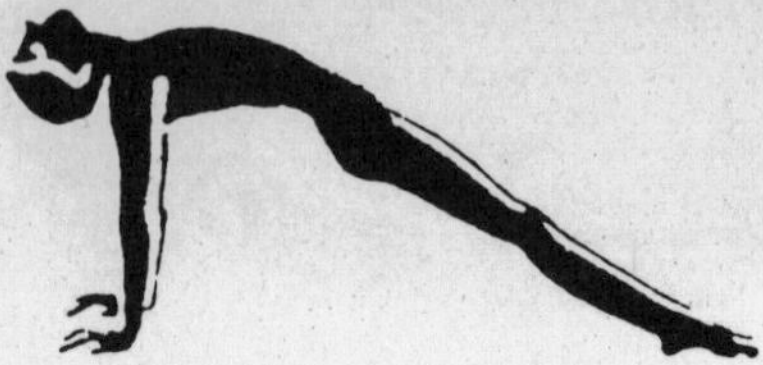

Akaran Dhanurasan (Pfeil und Bogen)

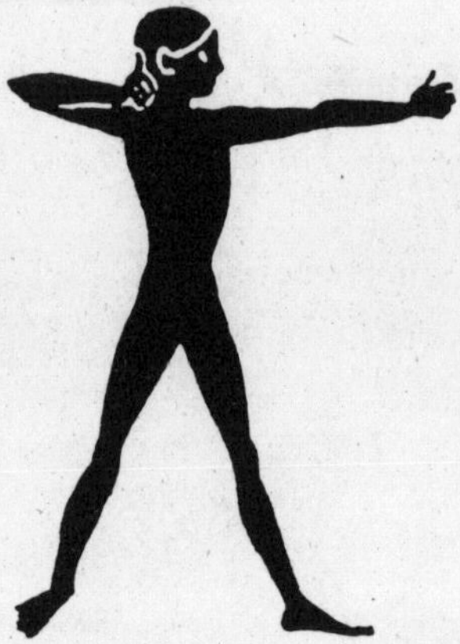

Bhunamanasan (Gruß der Erde)

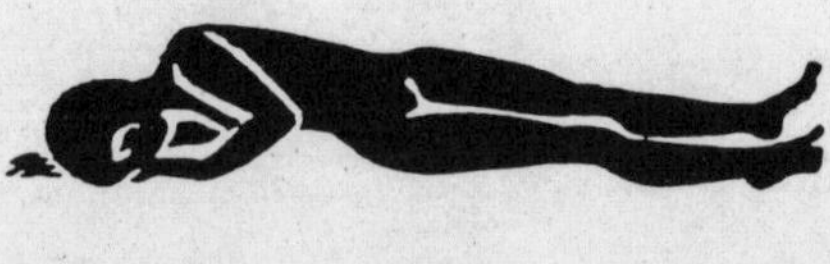

Mandukiasan (Frosch)

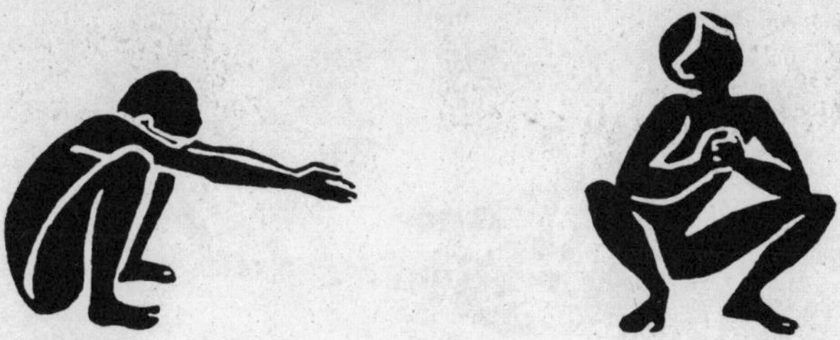

Marjari (Katze) (Variation)

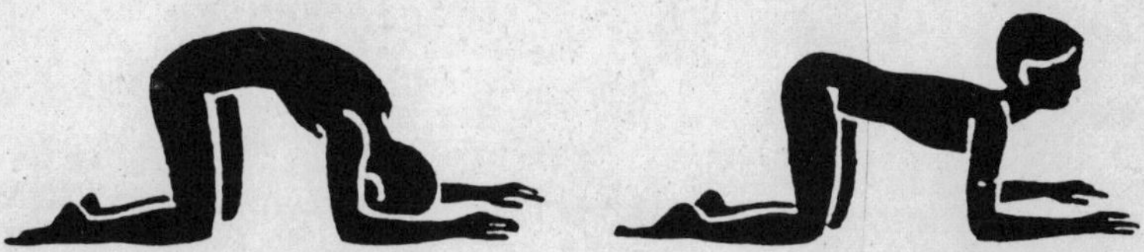

Gomukhasan (Kuhmaul)

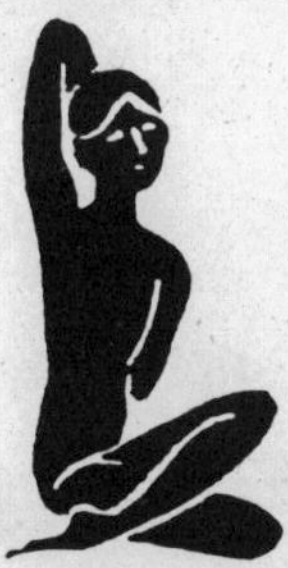

Dvikonasan (zweifaches Dreieck)

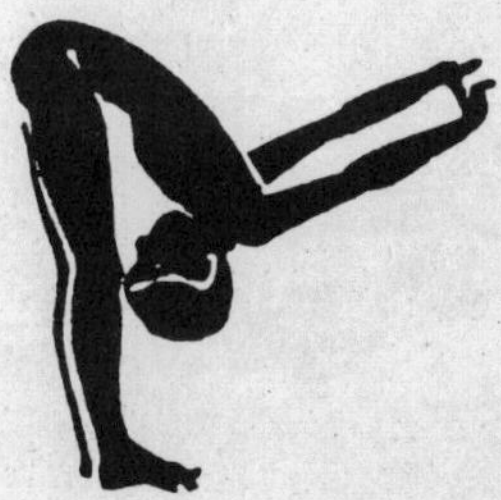

Übungen für die Lendenwirbelsäule

Knie zum Kopf

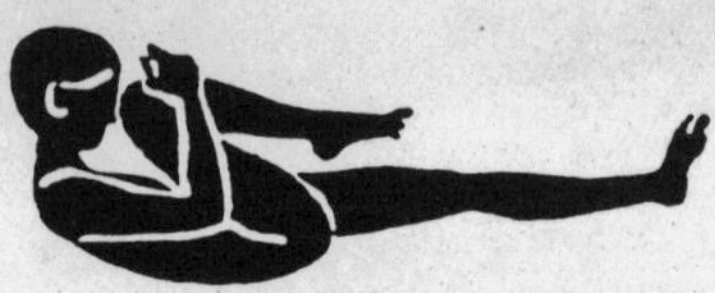

Radfahren

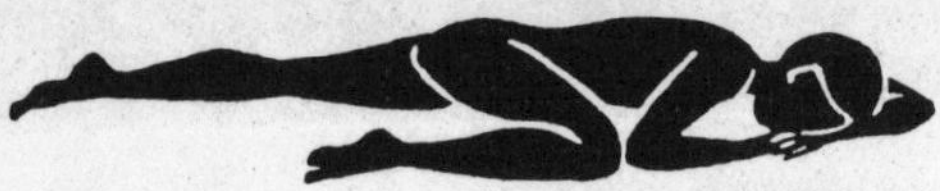

Tigerentspannung

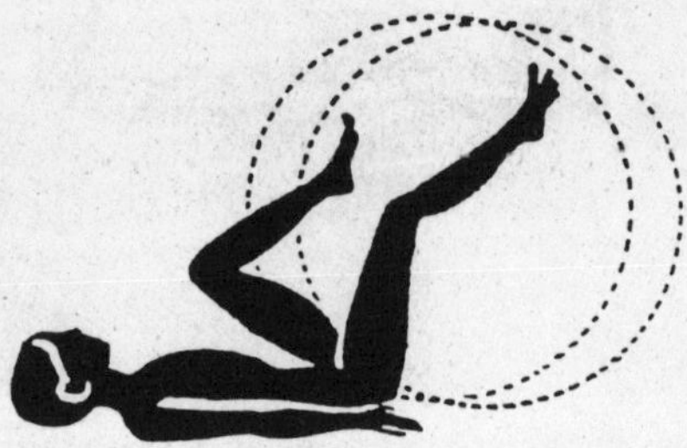

Mahlen

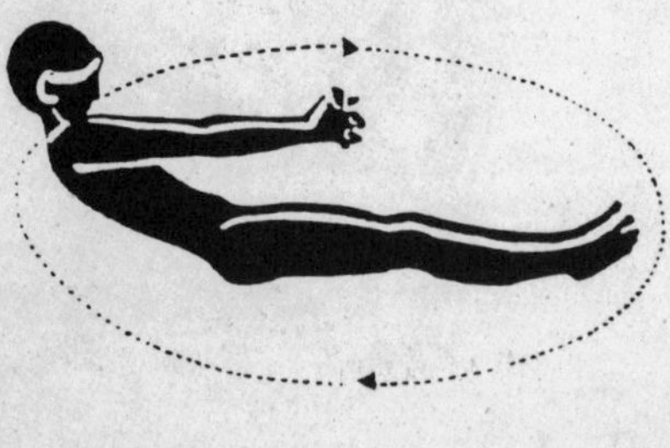

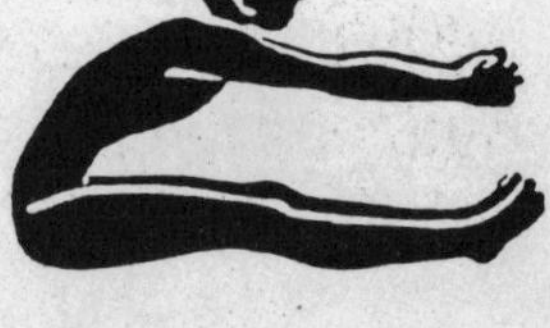

Kandharasan (Schulterpose)

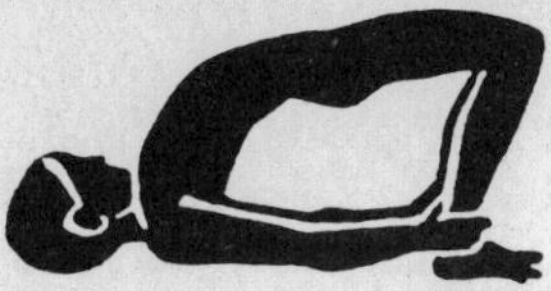

Boot

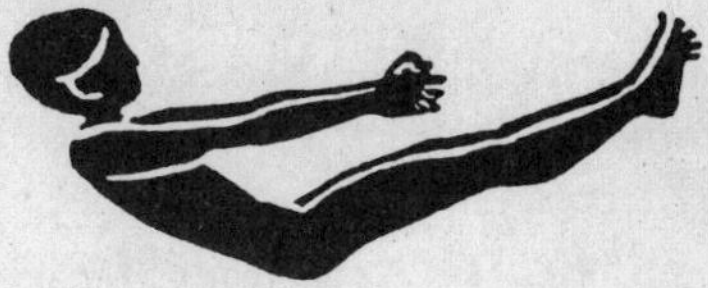

Variation von Marjari (Katze)

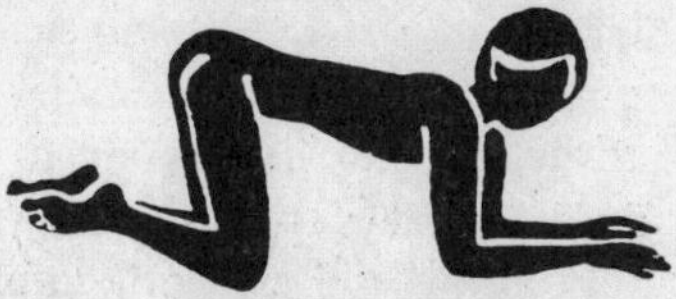

Shashankasan (Hase)

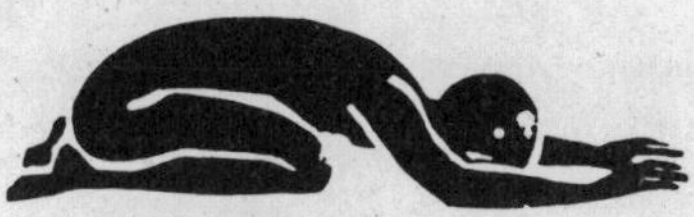

Ashwa Sanchalanasan (Reiterstellung)

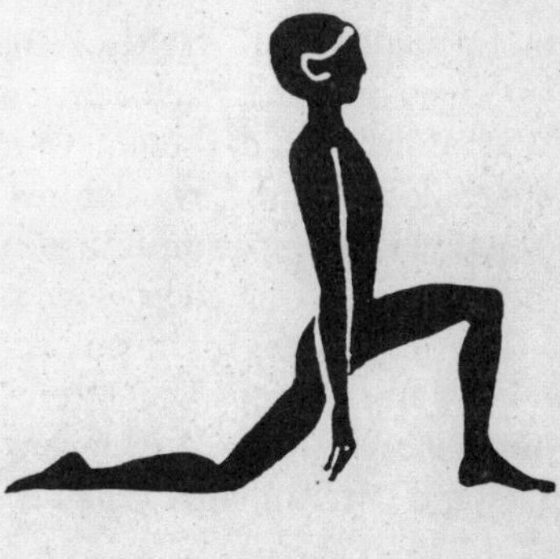

Kaninchen

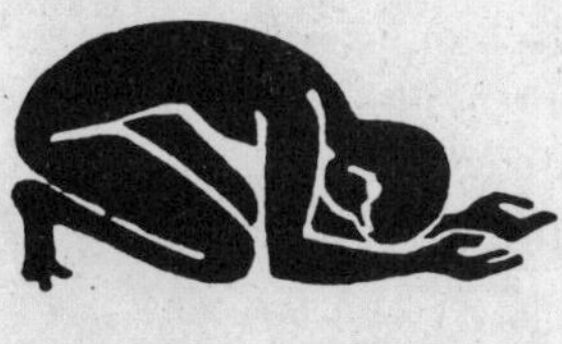

MORBUS BECHTEREW

Beim Morbus Bechterew kommt es zu einer Versteifung der Wirbelsäule. Es handelt sich um eine rheumatische Erkrankung, bei der die Wirbelsäule verknöchert.

Die Erkrankung beginnt meist im 2.–3. Lebensjahrzehnt (Männer sind davon häufiger betroffen als Frauen) und verläuft in Schüben – jeder Schub ist mehr oder weniger schmerzhaft und verschlechtert die Beweglichkeit der Wirbelsäule, so daß sie sich mehr und mehr zu einem einzigen Bogen entwickelt. Im Extremfall wird die Wirbelsäule in einer so starken Krümmung versteift, daß der Patient sich beim Stehen nicht mehr aufrichten kann. In diesem Stadium kann der Kranke auch nicht mehr auf dem Rücken liegen. Gezielte Übungen, die besonders der Aufrichtung der Wirbelsäule dienen, sollen die Beweglichkeit so gut es geht erhalten, um den Prozeß der Versteifung hinauszögern.

Durch die zunehmend vorgebeugte Haltung werden die vorderen Muskeln verkürzt, besonders die Bauch-, Brust- und Hüftgelenksmuskeln. Die Brustkorbbeweglichkeit wird eingeschränkt und die Atmung flach und ineffizient.

Die Rückenmuskeln können die aufrechte Haltung nicht mehr gewährleisten, darum müssen die Übungen bei Morbus Bechterew folgende Schwerpunkte beinhalten:

- Streckung der Wirbelsäule
- Dehnung der Bauch-, Brust- und Hüftmuskulatur
- Kräftigung der Rückenmuskulatur
- Drehübungen für die Wirbelsäule
- Übungen für die Vertiefung der Atmung

Im folgenden sind gezielte Übungen zusammengefaßt. Die Auswahl der Übungen muß sich nach dem jeweiligen Zustand des Patienten richten. Wichtig ist nur, daß die gewählten Übungen regelmäßig und konsequent durchgeführt werden. Es sei hier noch einmal betont, daß alle Yogaübungen langsam und konzentriert durchgeführt werden sollen, mit der entsprechenden bewußten, aber entspannten Atmung.

Die folgenden Übungen werden seit Jahren im Kurort Piestany (CSSR) mit Morbus Bechterew Patienten durchgeführt. Sie haben sich durch ihre positiven Wirkungen auf den körperlichen und psychischen Zustand der Patienten sehr bewährt.

Übungen bei MORBUS BECHTEREW

Marjari (Katze)

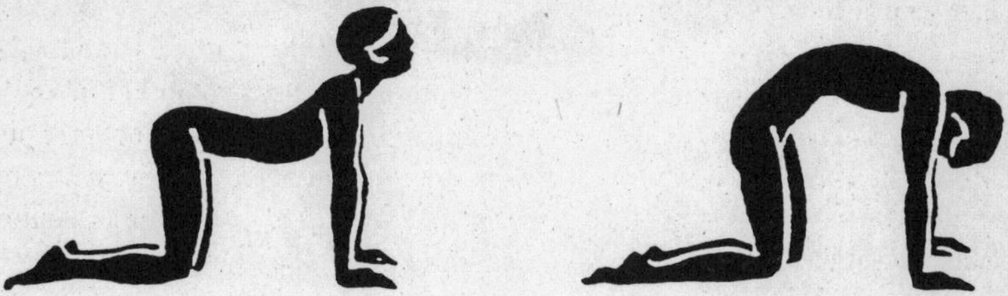

Vyaghrasan (Tiger)

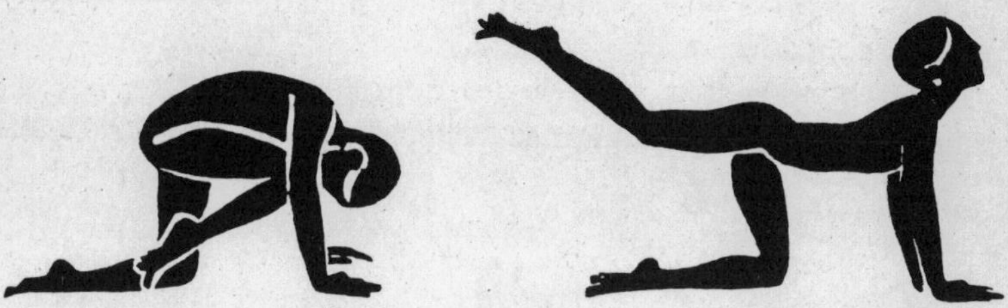

Triyak Bhujangasan (drehende Kobra)

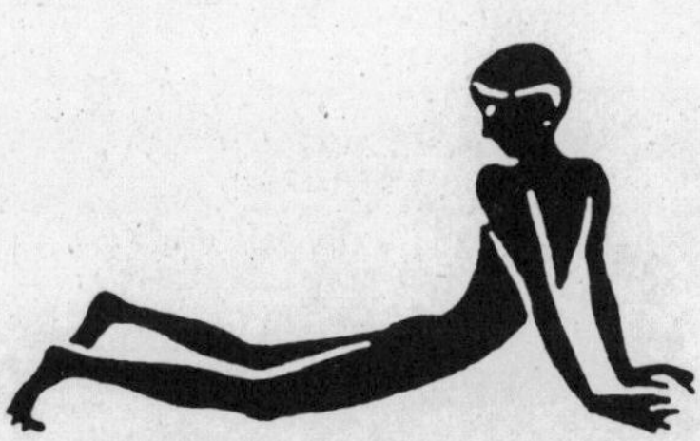

Dehnung in Bauchlage

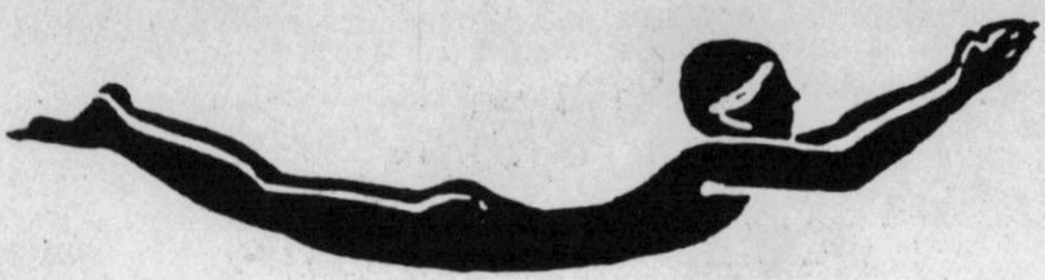

Setuasan (Brücke)

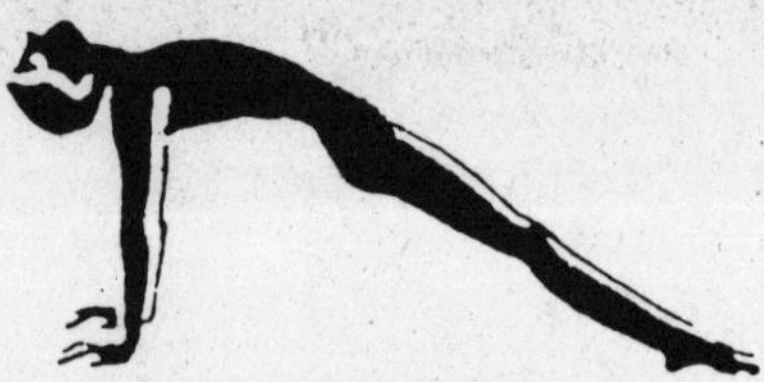

Torsionsübungen (alle Variationen)

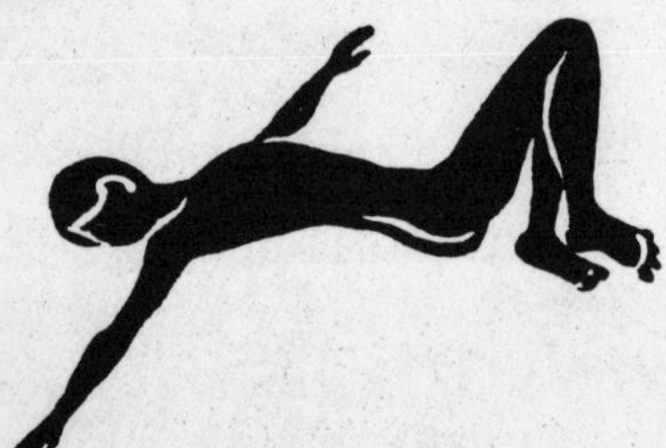

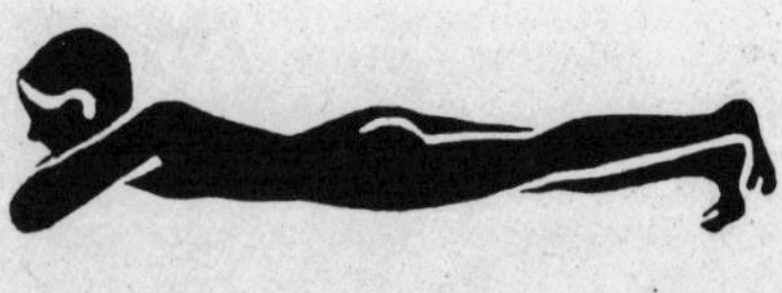

Entspannung der Brustwirbelsäule

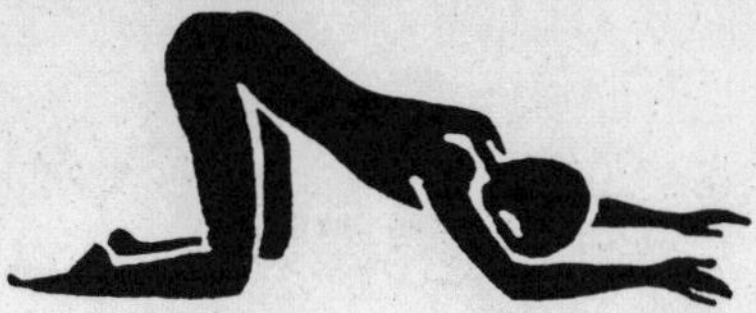

Matsyasan (Fisch)

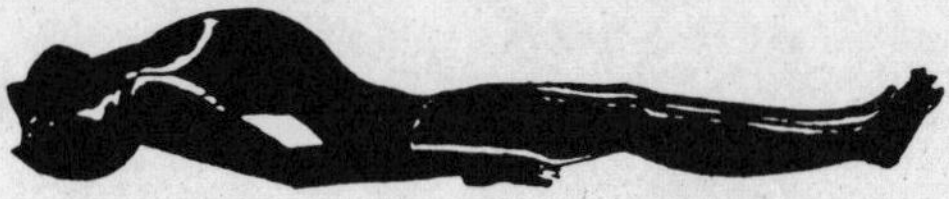

Uthan Pristhasan (Rumpf heben)

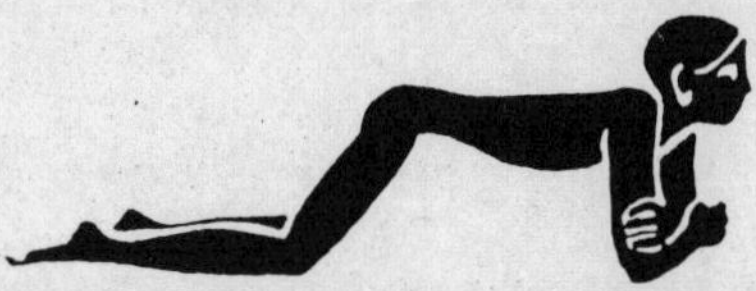

Akaran Dhanurasan (Pfeil und Bogen)

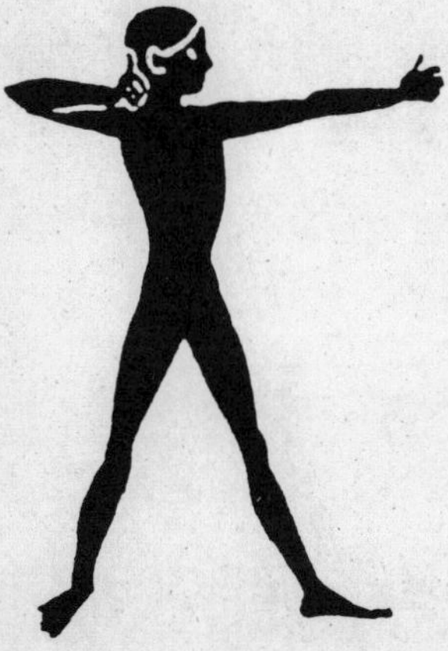

Gomukhasan (Kuhmaul)

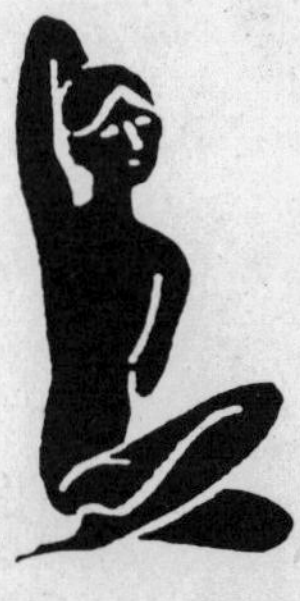

Zusammenfassung des 10wöchigen Übungsprogramms

Sie finden hier eine Zusammenstellung aller Übungen, die zu dem Basisprogramm gehören. Probieren Sie nach und nach alle Übungen während Ihres täglichen Trainings aus. Halten Sie an den Übungen fest, die Ihnen guttun, und ersetzen Sie die anderen dann nach und nach durch die neuen.

Nehmen Sie sich für jede Übungseinheit nur so viel vor, wie Sie einschließlich der Atem- und Entspannungsübungen, in Ruhe in der von Ihnen bestimmten Zeit ausführen können.

Denken Sie daran, daß für den Erfolg Ruhe und Konzentration entscheidend sind.

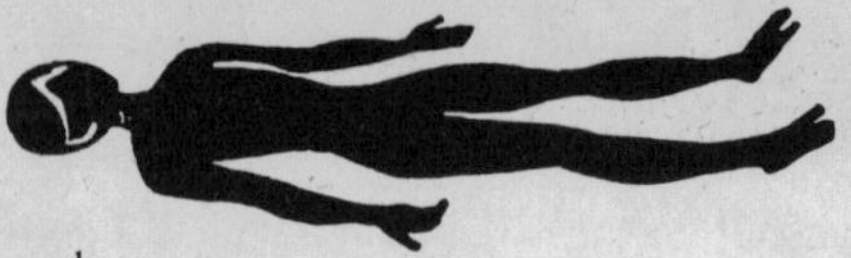

1 a, b
2 a

2 b

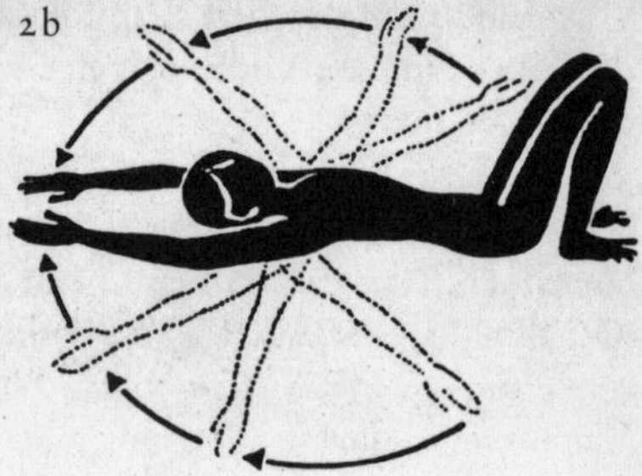

2 c

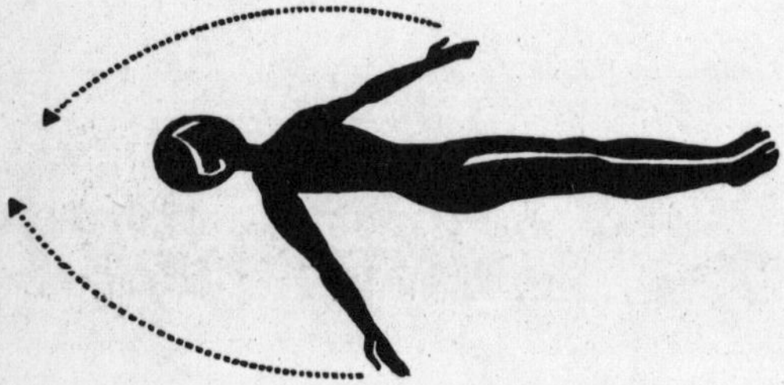

2 d

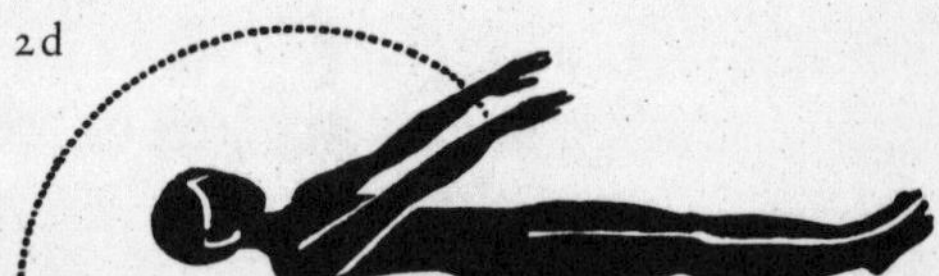

3 a

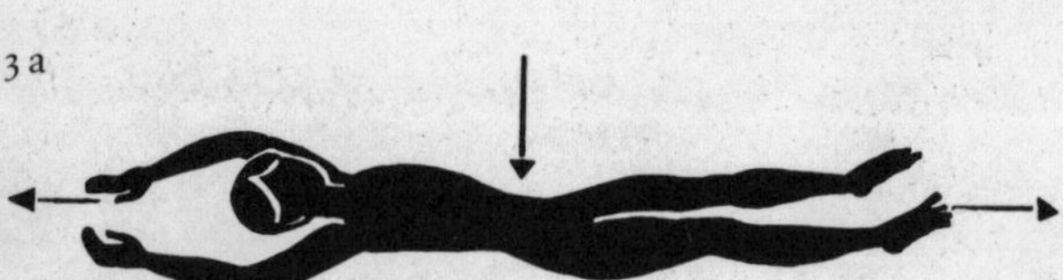

3b

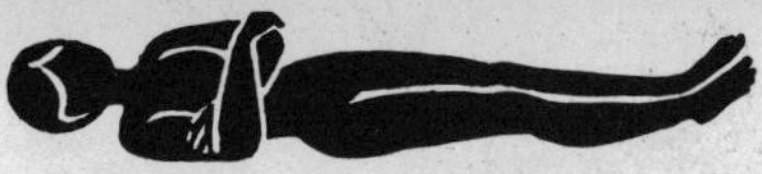

4

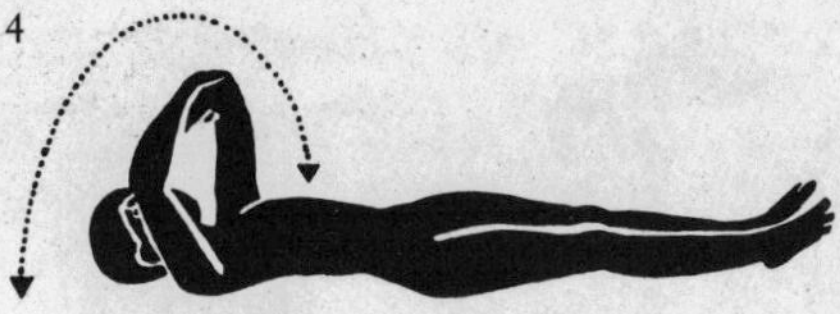

5a

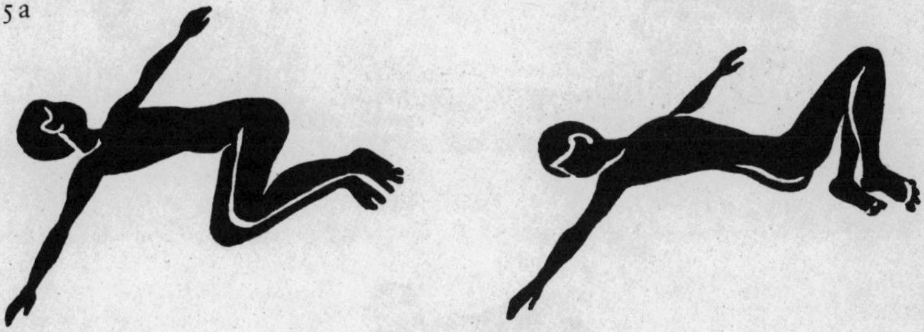

5b

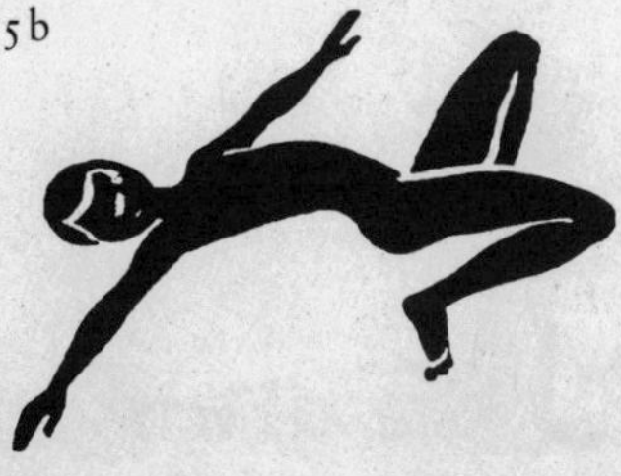

6

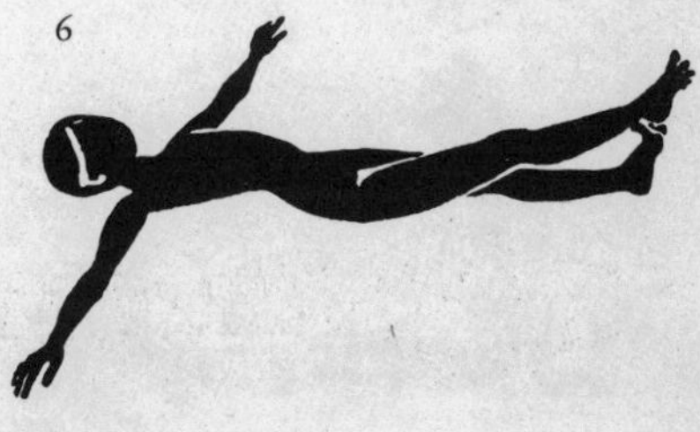

7

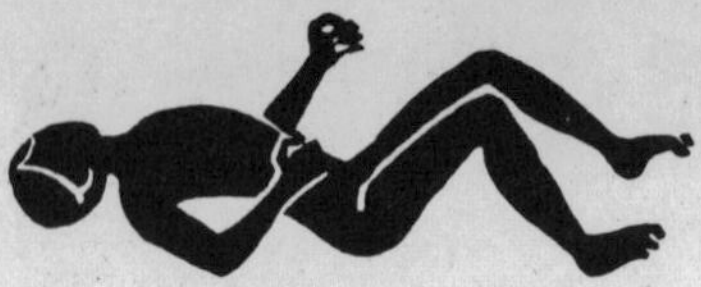

8a

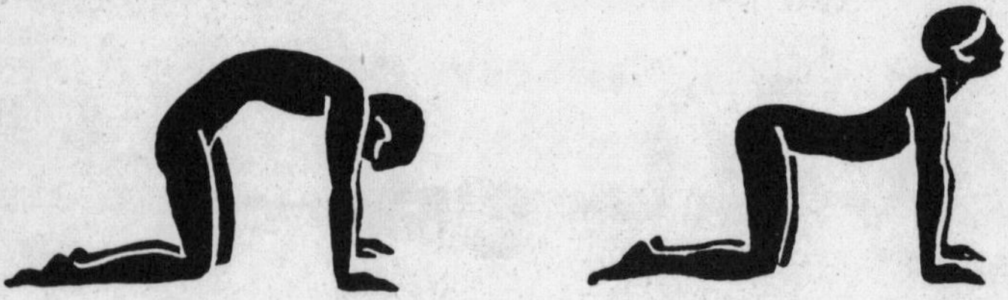

8b

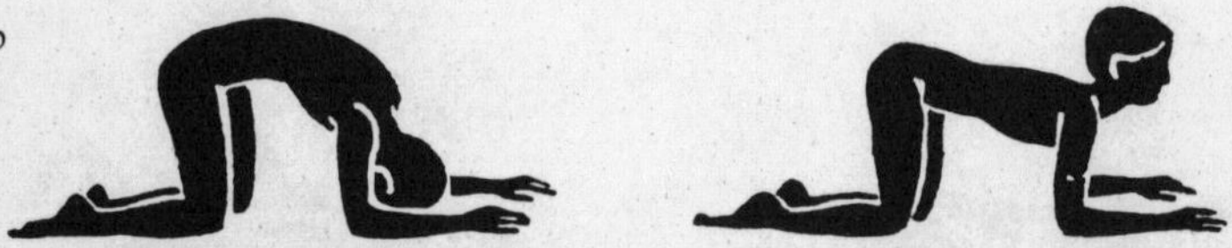

8c

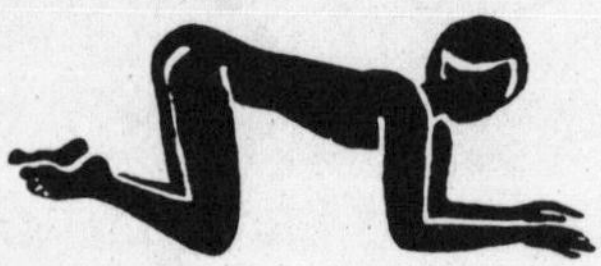

9a, b

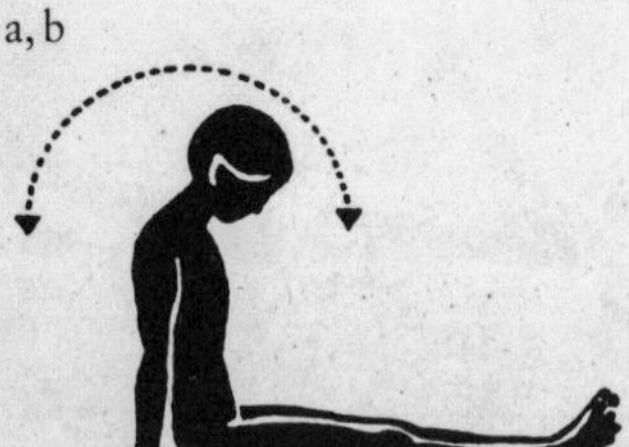

9c

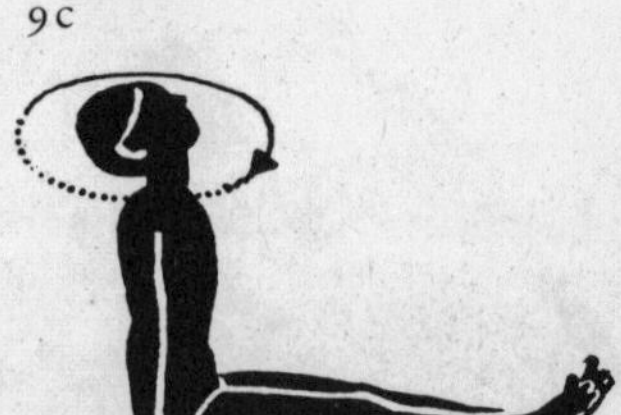

10

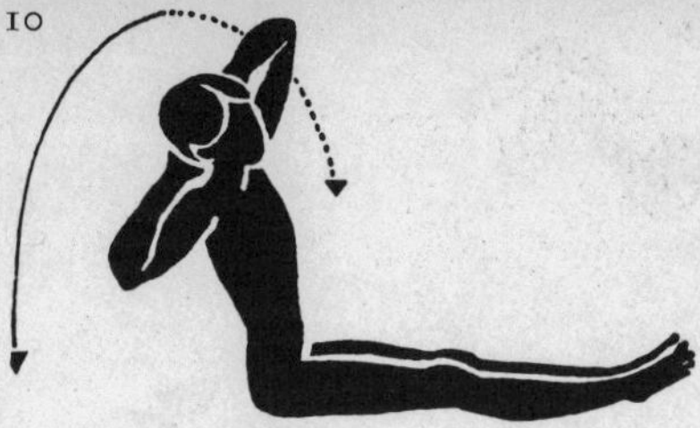

11

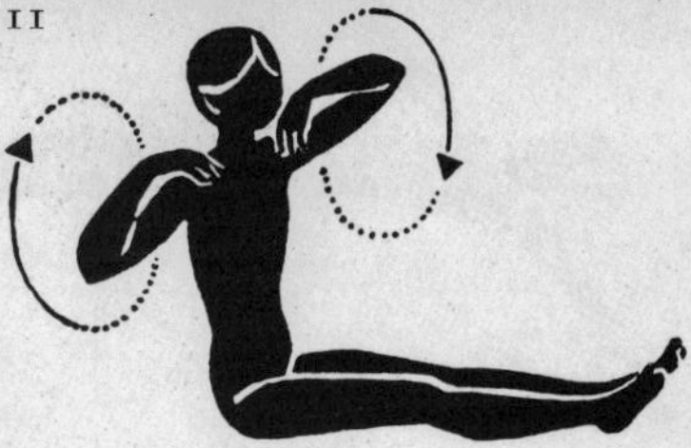

12

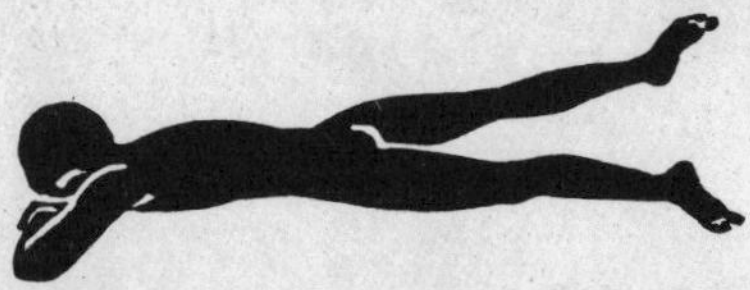

13a

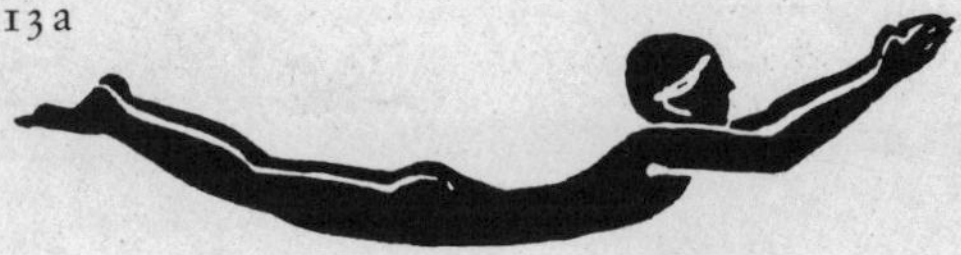

13b

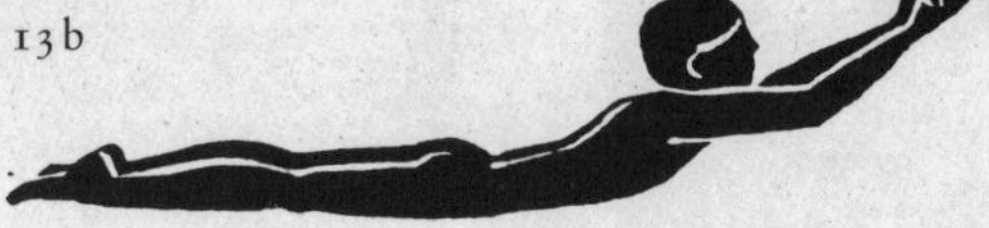

14a

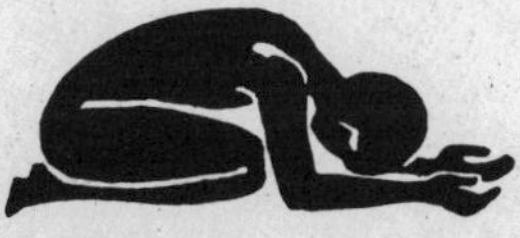

14b

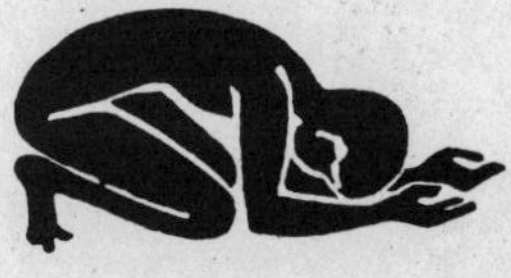

15a

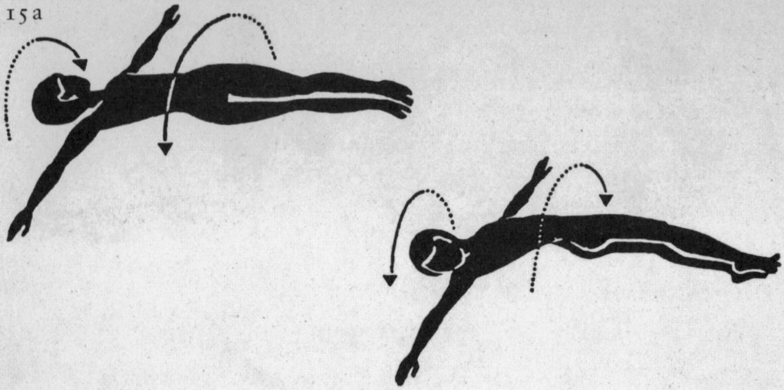

15b

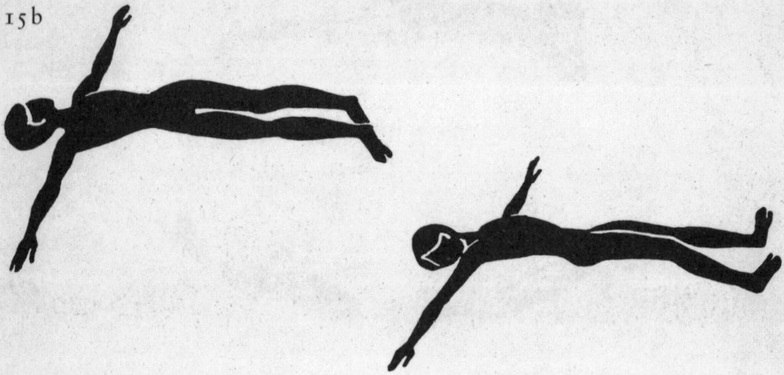

16

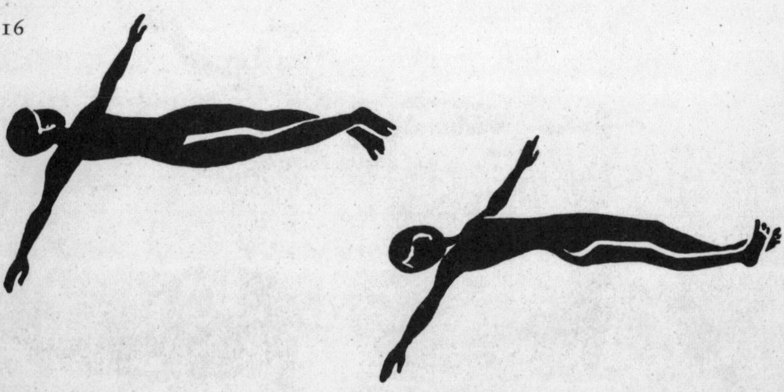

17

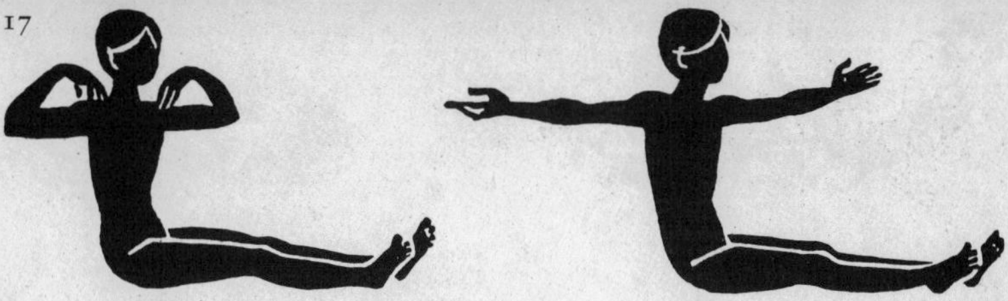

18

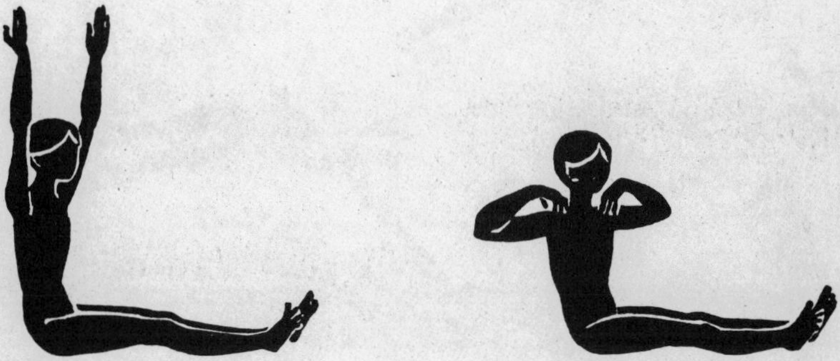

19

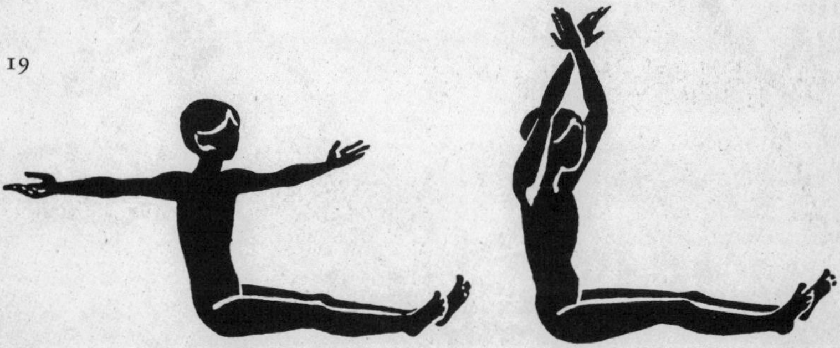

20

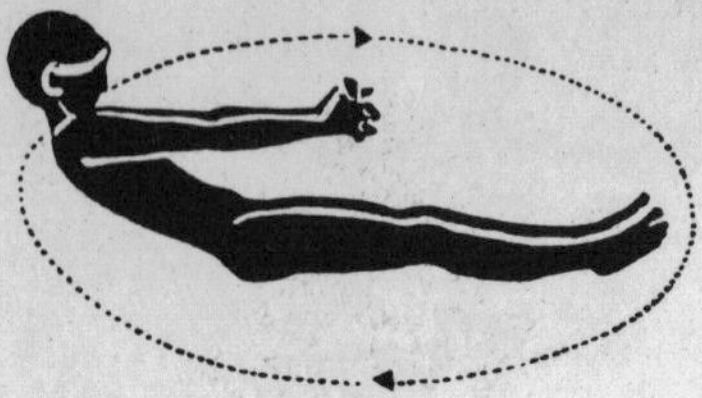

21

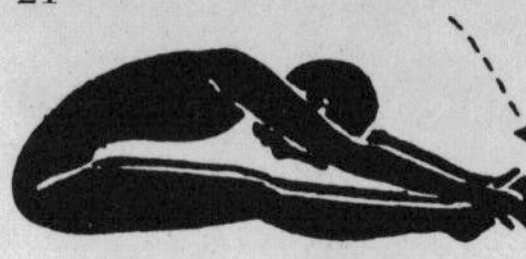

22

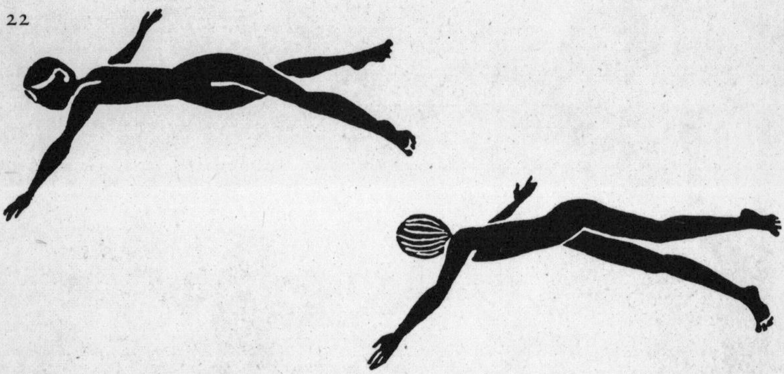

23

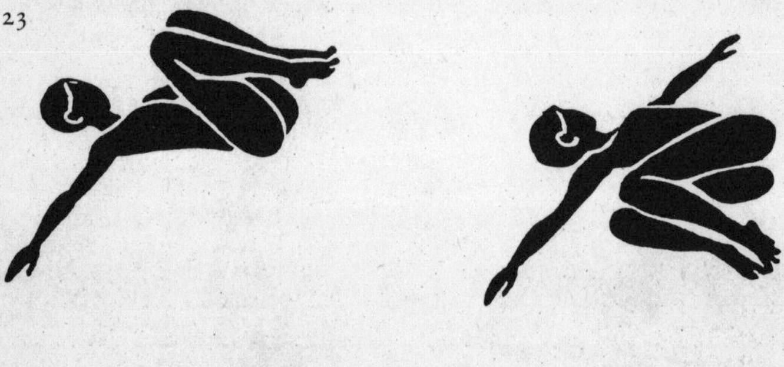

24

25

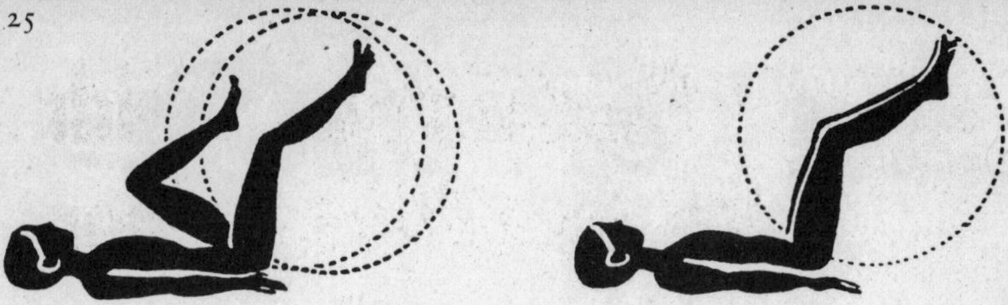

26

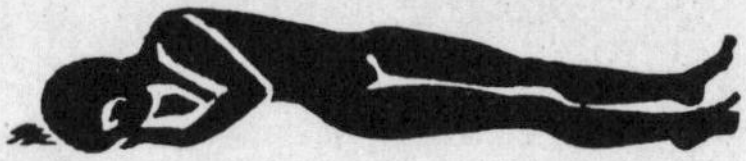

27

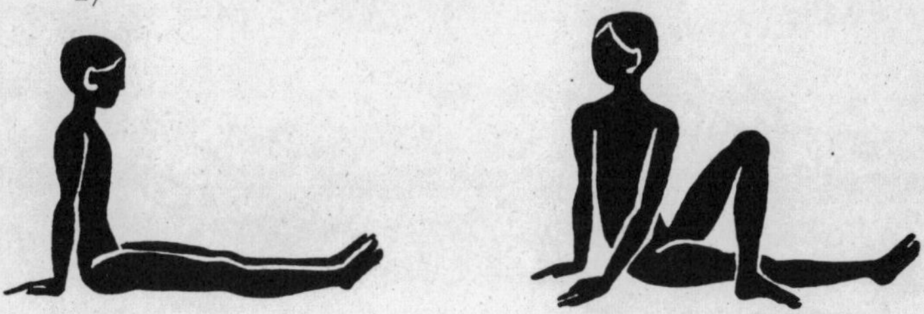

28

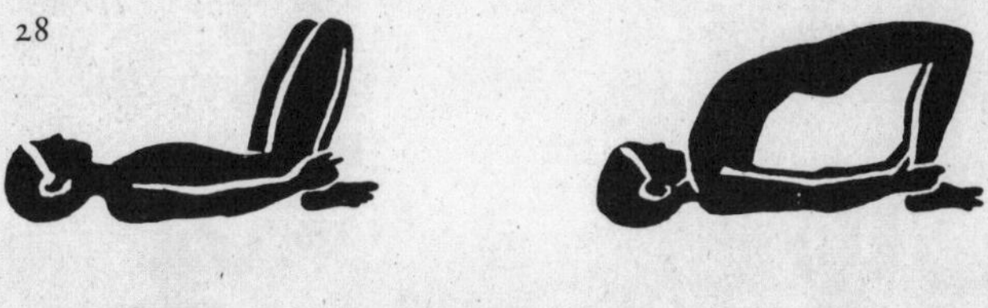

29

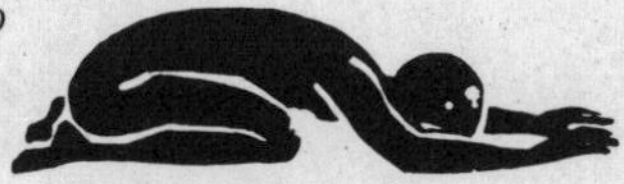

30

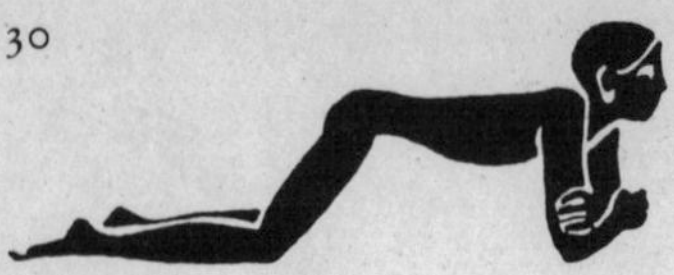

31

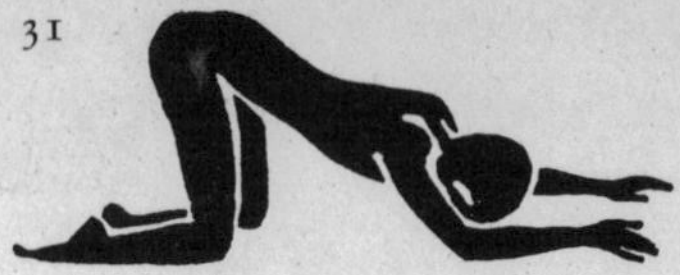

32a

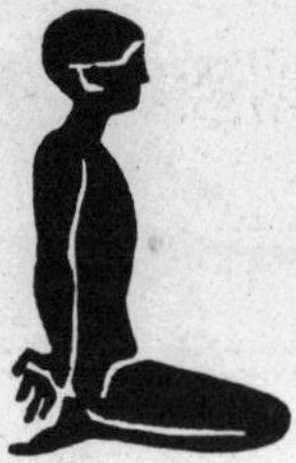

32b

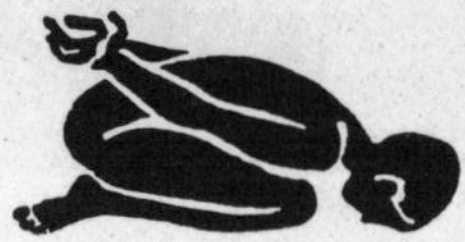

34

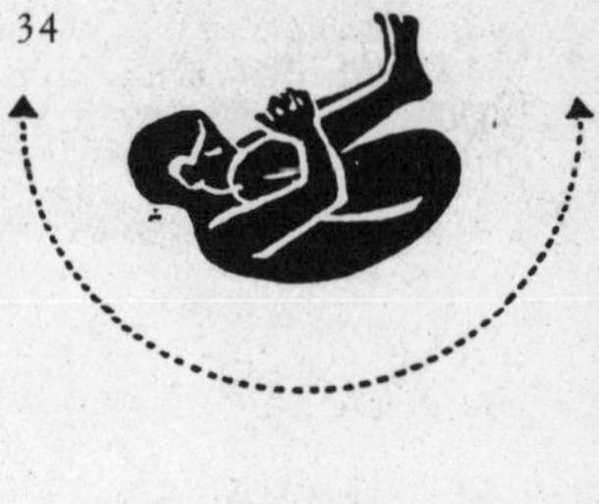

33

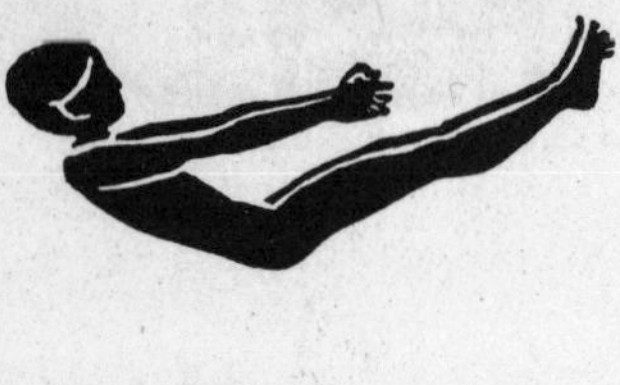

35

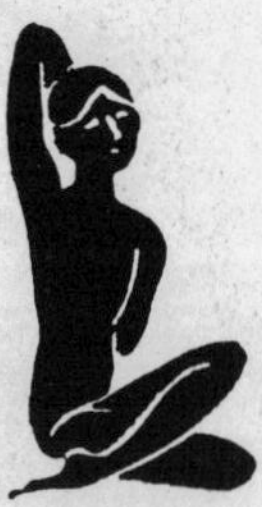

36

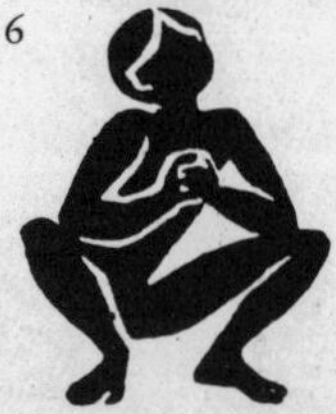

37

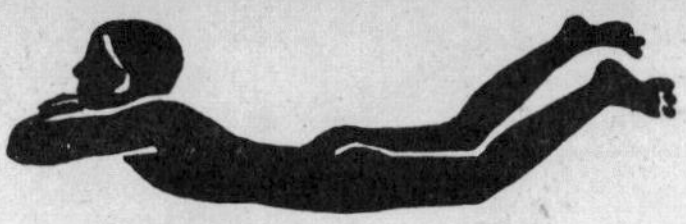

38a

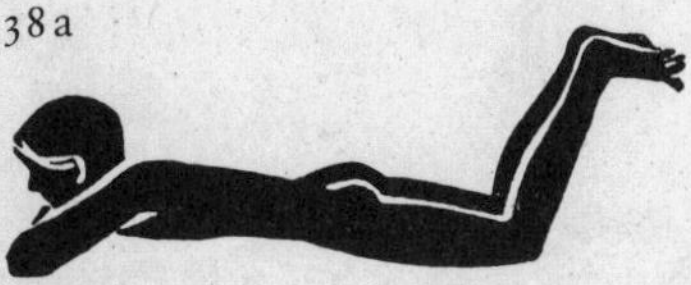

38b

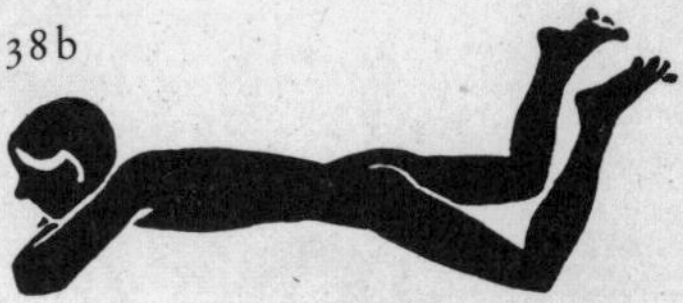

39b

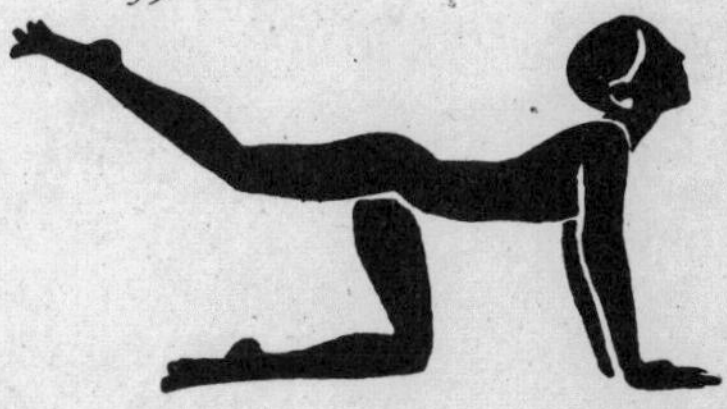

39a

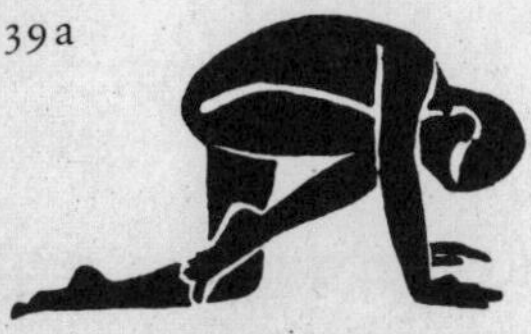

40

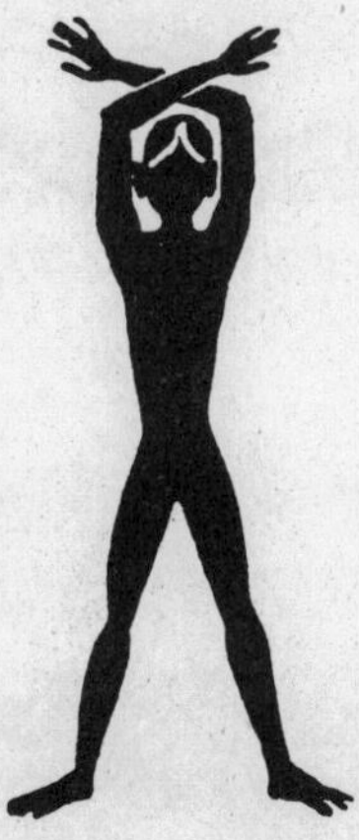

41

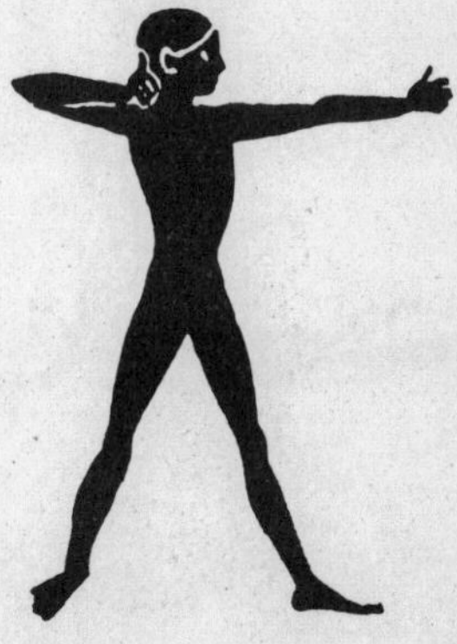

42

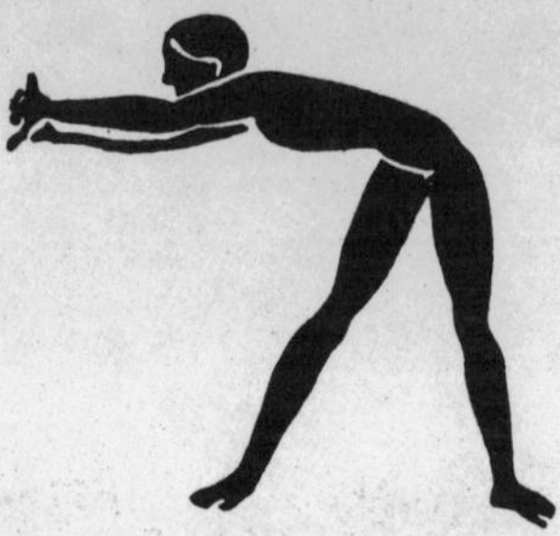

43a

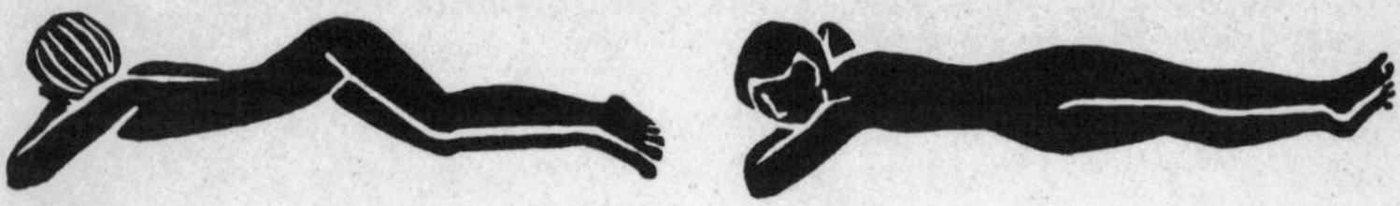

43b

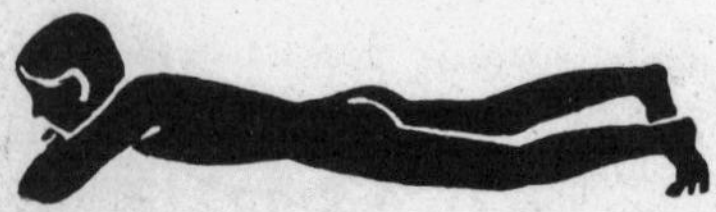

44a

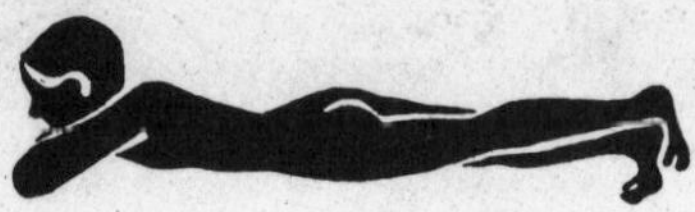

44b

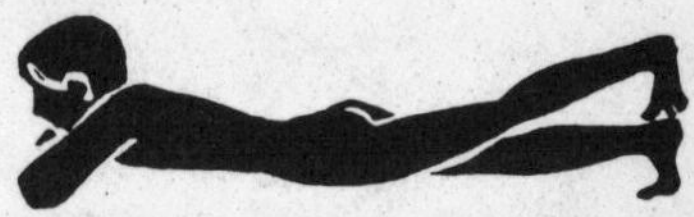

45

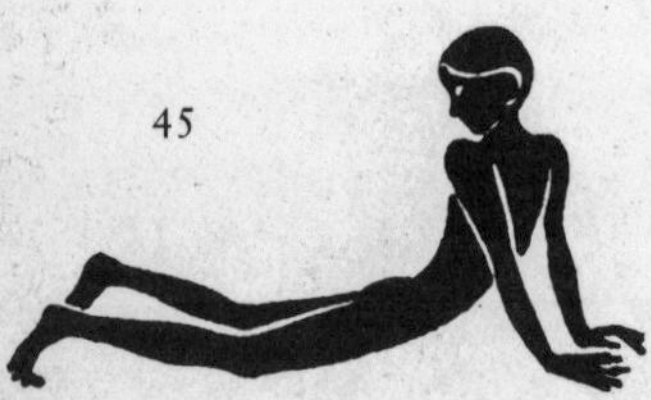

46

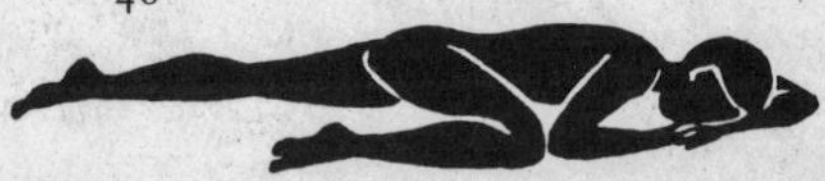

47

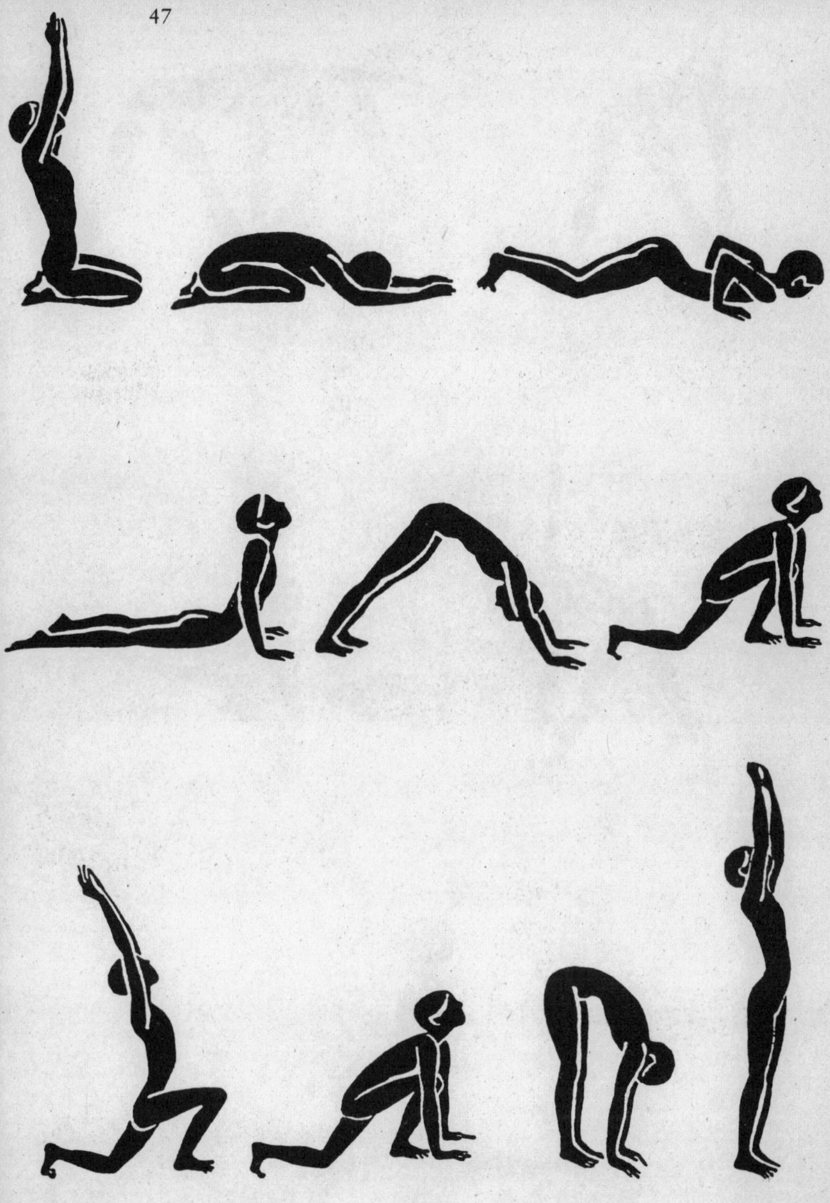

48a

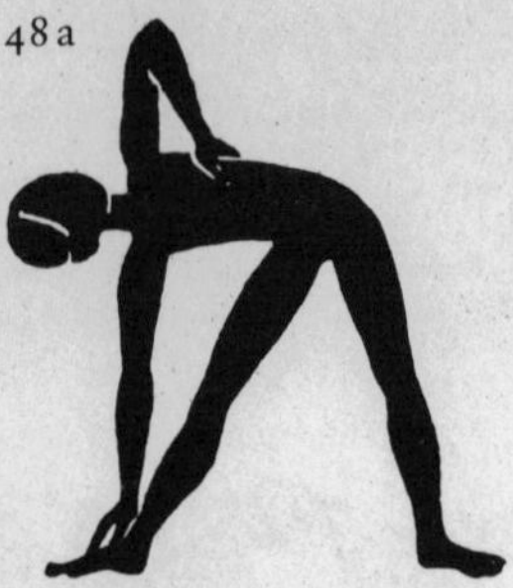

48b

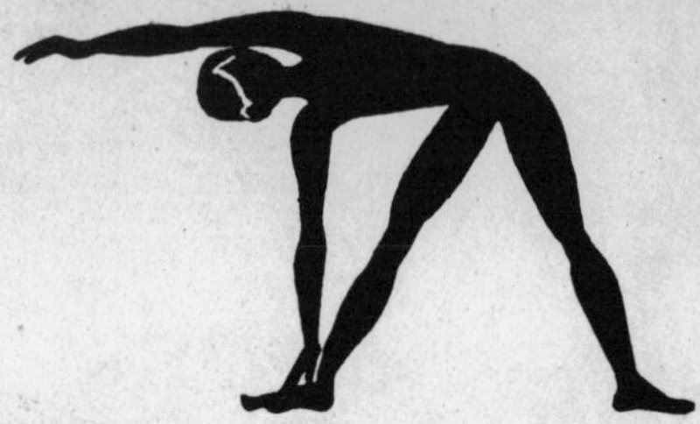

48c

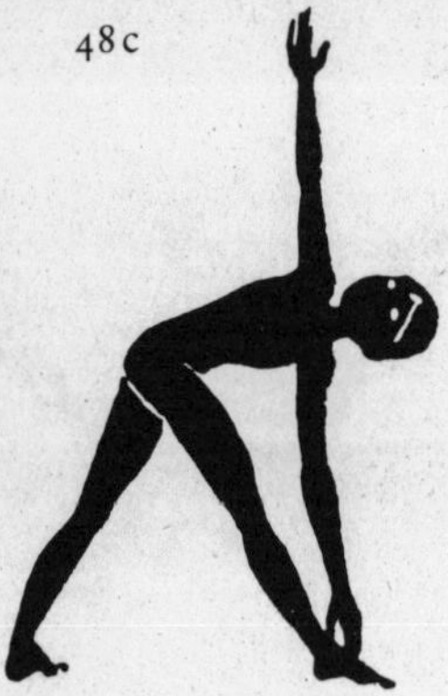

49

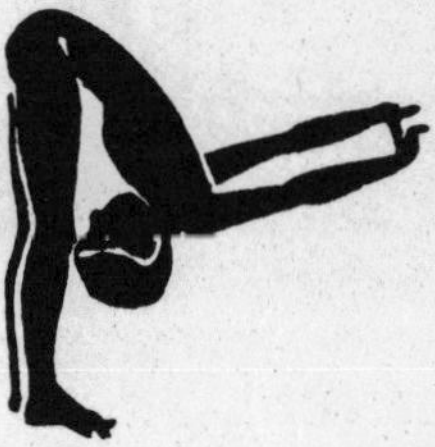

50

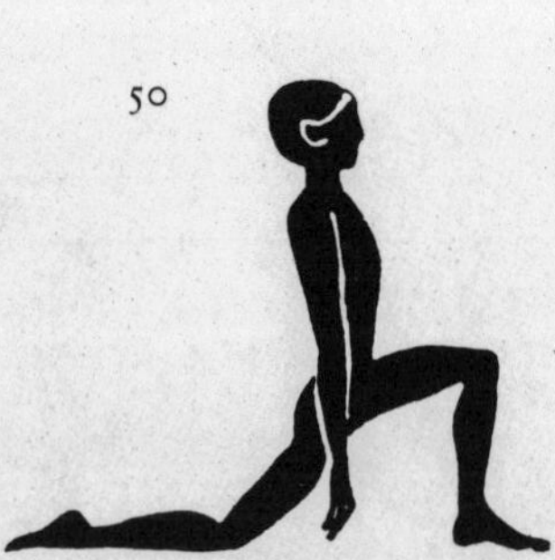

51

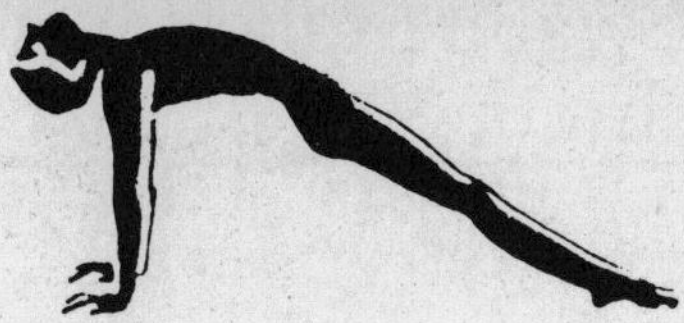

52

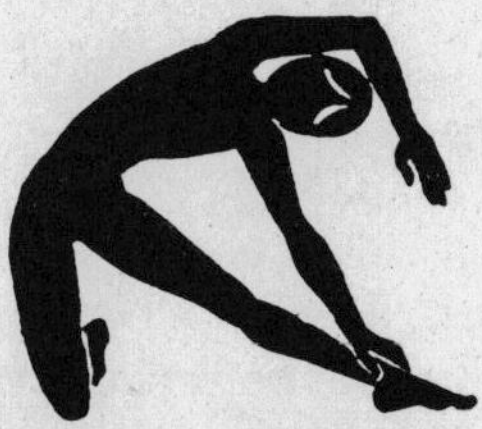

53

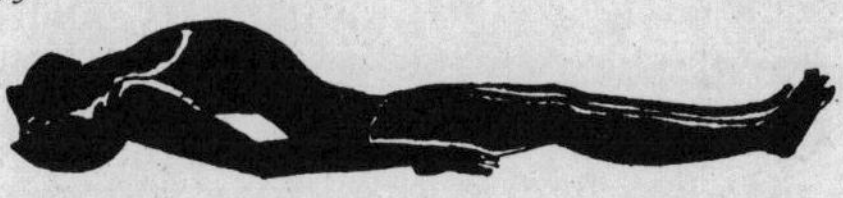

Paramhans Swami Maheshwarananda und seine Lehre

Paramhans Swami Maheshwarananda stammt aus Rajasthan in Nordindien, wo er im Dorf Rupawas, im Bezirk Pali, geboren wurde. Bereits mit dreizehn Jahren begann er seine Ausbildung in Theorie und Praxis des Yoga und der Vedanta-Philosophie bei seinem Meister Paramhans Swami Madhavanandji, einem weit über die Grenzen Indiens bekannten und geschätzten Meister. Im Alter von siebzehn entschloß er sich endgültig, sein Leben ganz der Yoga- und Vedanta-Philosophie und dem Dienst an der Menschheit über alle nationalen, sozialen und religiösen Grenzen hinaus, zu widmen. Die Yoga-Vedanta-Philosophie ist jene Philosophie, die frei ist von Dualismus und auf der Gleichheit aller Menschen basiert, unabhängig von Religion, Rasse und Nationalität.

P. Sw. Maheshwarananda erhielt von seinem Meister die Swami-Weihe nach den Regeln des Sri Deva Dungary Sannyas Ashram, dem Haupt-Ashram seines Satguru Bhagwan Sri Deep Narayan Mahaprabhuji. Bereits kurze Zeit danach kam er mit der Aufgabe nach Europa, den Menschen durch Yoga eine wirksame Lebenshilfe anzubieten. P. Sw. Maheshwarananda gründete in Wien die Österreichisch-Indische Yoga-Vedanta Gesellschaft als eine der ersten Gesellschaften zum besseren Verständnis und zur Verbreitung der Idee des Yoga im Westen sowie zum Austausch kultureller Beziehungen zwischen Ost und West. Bald folgten Gründungen von Zentren in vielen Ländern Europas, in den USA und Kanada. Auf zahlreichen Reisen besucht P. Sw. Maheshwarananda seine Schüler in aller Welt und hält Yoga-Seminare und Vorträge.

Durch seine lange Tätigkeit in Europa wurde P. Sw. Maheshwarananda mit dem westlichen Lebensstil und den spezifischen psychischen und physischen Problemen des westlichen Menschen der heutigen Zeit vertraut – wie etwa Streß, psychische Anspannung, psychosomatische Probleme sowie der Suche nach dauernden Werten und echtem Lebensinhalt. Er entwickelte auf Basis der Jahrtausende alten Yoga-Tradition seine auf den westlichen Menschen abgestimmte Methode »Yoga und das tägliche Leben« – ein Programm, das den Menschen in all seinen Aspekten, körperlich, geistig und seelisch, berücksichtigt und durch aufeinander abgestimmte Körper-, Atmungs- und Entspannungstechniken sowie stufenweise aufbauende Konzentrations- und Meditationsübungen harmonisierend auf allen Ebenen des Seins wirkt. Die Übungen sind problemlos auch von weniger gelenkigen Menschen auszuführen und bauen langsam von einfachen Beweglichkeitsübungen zu den schwierigeren und höheren Yoga-Asanas auf.

Dieser einfache und effektive Weg, alle Zweige des Yoga zu vereinen und zu lehren (Asanas, Pranayamas, Konzentration und Meditation, Kriya-Yoga, Hatha-Yoga und die Grundlagen der vier Yoga-Wege des Karma-, Raja-, Jnana- und Bhakti-Yoga), basiert sowohl auf den alten Yoga-Schriften als auch auf den heutigen wissenschaftlichen Erkenntnissen. P. Sw. Maheshwarananda überzeugt nicht nur durch seine eindrucksvolle Kompetenz auf allen Gebieten des Yoga, sondern nicht zuletzt auch durch seine Offenheit und sein Verständnis für die Probleme der westlichen Lebensweise sowie durch seine liebenswürdige Spontaneität, mit der er rasch alle Herzen gewinnt.

In Indien widmet sich P. Sw. Maheshwarananda zahlreichen seelsorgerischen und sozialen Aufgaben. Unter anderem hält er dort Yoga-Seminare für Lehrer als Teil des Bestrebens, Yoga in allen öffentlichen Schulen einzuführen. Auch in Europa und Kanada sind seine Bemühungen erfolgreich, Yogaübungen als Therapie für physische und psychische Rehabilitation und zur Behandlung Drogenabhängiger einzusetzen.

Aufgrund des großen Interesses an Yoga und des tiefen geistigen Bedürfnisses vieler Menschen, dem P. Sw. Maheshwarananda in allen Teilen der Welt begegnet, entstand der Plan, eine große spirituelle Gemeinde zu gründen, für die er mit der Gründung der Gesellschaft »International Vishwa Deep Gurukul« in Indien den Grundstein gelegt hat.

Bhagwan Sri Deep Narayan Mahaprabhuji

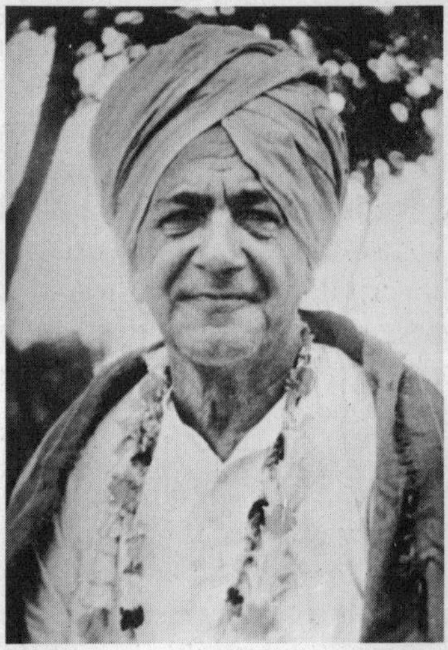

So wie Paramhans Swami Maheshwaranandas System »Yoga im täglichen Leben« im uralten, traditionellen Yoga verankert ist, so ist auch er in der Tradition seines Meisters Paramhans Swami Madhavanandji und dessen Meister Mahaprabhuji – wie der Name bereits sagt, ein »großer Meister« – verwurzelt.

Wer mit der östlichen Philosophie ein wenig vertraut ist, weiß, daß die Beziehung zwischen einem Meister und seinem Schüler von einer besonderen Bedeutung und Innigkeit ist, die seit altersher ausführlich unter den verschiedensten Aspekten in Schriften und Gesängen dargelegt wird. Der Meister gibt sein ganzes Wissen, seine Erfahrung und sein Mitgefühl an den Schüler weiter, bis dieser selbst zu einer verwirklichten Persönlichkeit, einem Meister herangereift ist. Dementsprechend ist auch der Schüler mit der Tradition und dem Gedankengut des Meisters tief verbunden.

Es gibt aber auch Menschen, die bereits als Wissende oder große Meister geboren werden und in selbstloser Weise ausschließlich dafür wirken, den Lebewesen geistige Freiheit zu vermitteln und sie ihrer ursprünglichen Natur wieder zuzuführen. Als ein solcher großer Meister, der das Dasein unzähliger Menschen bereicherte und erleuchtete, wird Bhagwan Sri Deep Narayan Mahaprabhuji, der Satguru P. Sw. Maheshwaranandas, verehrt und respektiert. Mahaprabhuji, wie ihn seine Schüler und Verehrer nennen, lebte bis 1963 in seinem Ashram in Bari Khatu in der Rajasthanischen Wüste Thar. Er wurde bereits zu Lebzeiten als großer Heiliger und gottverwirklichter Meister verehrt. Viele heute noch lebende Zeitgenossen berichten von seinen Wundertaten, von der Kraft seiner Ausstrahlung, seines Wesens und seiner Worte, die von tiefer Weisheit und dem Licht der Wahrheit durchdrungen waren. Seine die ganze Welt und alle Lebewesen umfassende Liebe sprengte alle Schranken von Nationalität, Religion und sozialem Stand – er nahm gleichermaßen Hindus, Christen, Mohammedaner, Fürsten, Beamte, Gelehrte und Bauern bei sich auf und lehrte sie das »Sat Sanatan Dharma« – die ewige und wahre »religio«, die ewige Verbindung jeder Seele mit Gott.

Die Lehre Mahaprabhujis ist, wie alle großen Wahrheiten, einfach und allen zugänglich. Ihre Basis ist »Advaita« – Non-Dualismus: Das höchste Selbst (Gott) lebt in allen Lebewesen; es durchdringt alle Ebenen des Seins und wirkt im ganzen Universum. Daher gibt es eine Einheit allen Lebens, eine »Verwandtschaft« aller Lebewesen – Menschen und Tiere – durch den einen göttlichen Funken, die Seele, die in allen lebt. Der Mensch allein ist fähig zu verstehen, was Gott ist und nur er kann Ihn in sich verwirklichen. Dies ist sein Vorsprung vor den tierischen Lebensformen. Gerade darum hat er aber auch die größere Verantwortung und die Pflicht, diese geistigen Gaben zum Wohle aller Lebewesen und zu seiner Weiterentwicklung einzusetzen.

Ein Grundgesetz unseres Lebens und der »Motor«, der die Welt in Gang hält, ist das Gesetz des Karmas. Es besagt, daß alle Taten eines Tages auf den Verursacher zurückwirken werden. Diese grundlegenden Wahrheiten und Zusammenhänge vermittelte Mahaprabhuji seinen Mitmenschen in eindrucksvoller und leicht verständlicher Form. Seine Lebensgeschichte und viele Begebenheiten rund um seine beeindruckende und liebevolle Persönlichkeit sind in seiner Biographie »Das lebende Licht«, verfaßt von seinem engsten Schüler Paramhans Swami Madhavananda, herausgegeben worden. Ihm hat Mahaprabhuji, als er diese Welt verließ, sein geistiges Erbe übergeben.

Paramhans Swami Madhavananda

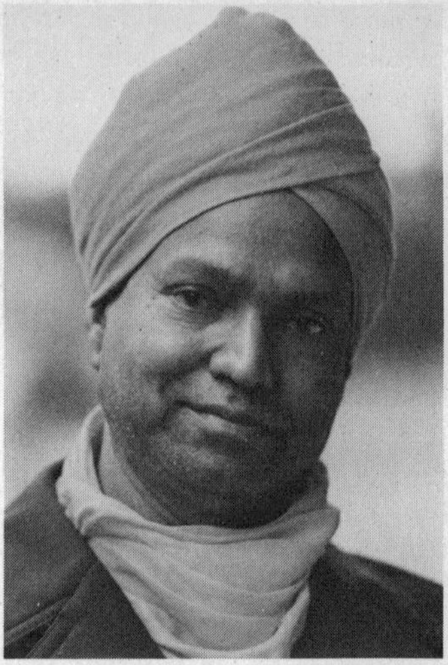

Durch die allumfassende Güte und Liebe seines Meisters inspiriert, begann P. Sw. Madhavananda den Menschen zu helfen, wohin er auch kam. Er ist ein lebendiges Beispiel eines wahren Meisters unserer Zeit. Heute lebt er meist in seinem Ashram in Jaipur, der Hauptstadt Rajasthans, wo er mit persönlichem Einsatz für soziale Gerechtigkeit, für ein fortschrittliches Erziehungs- und Bildungswesen sowie gegen den Mißbrauch von Alkohol und Drogen wirkt. Wie für Mahatma Gandhi ist auch für ihn »Ahimsa« (Nicht-Verletzen und Nicht-Töten) das höchste moralische Gebot. Daher ist es ihm besonders wichtig, die Menschen zu bewegen, alle Lebewesen zu achten und zu schützen.

Er sandte seinen engsten Schüler P. Sw. Maheshwarananda, den Autor des vorliegenden Buches, in den Westen, um auch hier den Menschen das Verständnis und die heilsamen Auswirkungen der Wissenschaft des Yoga und der Vedanta näherzubringen. So gesehen ist es nicht zuletzt sein Verdienst, daß Yoga in Form dieses Buches nun in Europa bekannt gemacht werden kann.

Adressen

Sollten Sie weitere Auskünfte wünschen oder Fragen haben, rufen Sie uns einfach an, oder schreiben Sie an eine der nachstehenden Adressen:

Bundesrepublik Deutschland:
Herma Polcuch, Hegestr. 11, 2000 Hamburg 20, Tel. 461035
Christine Fröhlich, Hüttenstr. 58, 4006 Erkrath-Hochdahl
Irene Köhler, Rotkreuzstiege 3, 8700 Würzburg, Tel. 282989

Österreich:
Sri Deep Madhavashram
Schikanederg. 12/13, 1040 Wien, Tel. 567445, 587358 9
Enenkelstr. 22/4, 1160 Wien, Tel. 9567512
Sri Maheshwarananda Ashram
Buckleuthstr. 8, 5020 Salzburg, Tel 846306

Andere europäische Länder:
Milicevic Slobodan, Laze Kostica 2, 21000 Novi Sad, Jugoslawien – Tel. 622296
Jozsefvarosi Sport Club, VIII, Baross utca 121, 1089 Budapest, Ungarn – Tel. 340818
Helene Thurston, 7 Bury Road, Branksome Park, Poole Dorset, Großbritannien – Tel. 707586
George Retalis, Monis Petraki 4, Kolonaki, Athen, Griechenland

Kanada:
Swami Gitanand, Sri Deep Madhavashram Gurukul, 5637 Larch Str., Vancouver V6M4C9, Kanada – Tel. 2615974 oder 2610850
Frantisek Polach, 70 Paisley BLVD W. # 809, Mississauga, Ontario L5B1El, Kanada – Tel. 2706260
Svenda Ivan, 75 Linden Ave, Winnipeg, MN R2K OM1, Tel. 6632175

USA:
Gandhi Kiran, 1.1307 S. Thomas St. 1, Arlington, VA 22204 – Tel. 4861310

Rajasthan, Indien:
Sri Deep Ashram, Sodala, Jaipur, Tel 77–692
Sri Deep Madhavananda Ashram, Nipal, Distr. Pali, via Rani WR
Sri Deva Dungary Sannyasa Ashram, Bari Khatu, Distr. Nagaur
Paramyogeshwar Sri Devapuriji Ashram, Kailas, Distr. Sikar
International Vishwa Deep Gurukul, Potlan, Distr. Gangapur